Mohammad Jamali
Ahmed Al Qahtani

Farmacologia das plantas medicinais e dos produtos naturais

Mohammad Jamali
Ahmed Al Qahtani

Farmacologia das plantas medicinais e dos produtos naturais

ScienciaScripts

Imprint
Any brand names and product names mentioned in this book are subject to trademark, brand or patent protection and are trademarks or registered trademarks of their respective holders. The use of brand names, product names, common names, trade names, product descriptions etc. even without a particular marking in this work is in no way to be construed to mean that such names may be regarded as unrestricted in respect of trademark and brand protection legislation and could thus be used by anyone.

Cover image: www.ingimage.com

This book is a translation from the original published under ISBN 978-3-659-49374-4.

Publisher:
Sciencia Scripts
is a trademark of
Dodo Books Indian Ocean Ltd. and OmniScriptum S.R.L publishing group

120 High Road, East Finchley, London, N2 9ED, United Kingdom
Str. Armeneasca 28/1, office 1, Chisinau MD-2012, Republic of Moldova, Europe
Printed at: see last page
ISBN: 978-620-8-18721-7

Índice:

Prefácio:

Este não é um livro de texto. É a versão concisa do livro publicado
sob o título "An Overview Mechanism of Some Medicinal Plants" (Mecanismo geral de
algumas plantas medicinais), 2012. O assunto foi tratado de forma concisa, mas inclui o
essencial dos tópicos que são tratados num livro de texto padrão. Destina-se a satisfazer as
necessidades e a permitir a revisão da matéria e a refrescar a memória dos estudantes de
licenciatura antes de se apresentarem aos exames teóricos, práticos e orais.

M Jamali

FARMACOLOGIA DAS PLANTAS MEDICINAIS E DOS PRODUTOS NATURAIS

Capítulo 1

1. Introdução

Antes de existir a medicina moderna e a sua farmacopeia de medicamentos sintéticos, existiam as plantas, e as civilizações antigas sabiam utilizá-las estrategicamente para tratar doenças comuns e até doenças potencialmente fatais.

O antigo Papiro de Ebers egípcio, um pergaminho de 1550 a.C. com mais de 100 páginas, apresenta em pormenor 700 ervas medicinais e a forma de as utilizar. O Corpus Hippocraticum grego, do século XVI a.C., também descreve pormenorizadamente a utilização de ervas medicinais.

Mais tarde, durante os anos 1800 e início dos anos 1900, o conhecimento da medicina herbácea foi transmitido de geração em geração. Normalmente, a mulher da casa era bem versada na utilização de ervas para curar e actuava como médica da família não só para tratar doenças, mas também para preparar vários tónicos de bem-estar à base de ervas e outros remédios.

Atualmente, a Organização Mundial de Saúde (OMS) calcula que 80% da população mundial ainda utiliza remédios tradicionais, incluindo plantas, como instrumentos primários de cuidados de saúde.

Entretanto, a maioria dos novos medicamentos (70%) introduzidos nos EUA são derivados de produtos naturais, principalmente plantas.

Infelizmente, a reverência pela utilização de plantas medicinais na vida quotidiana perdeu-se em grande parte nos EUA. Mas se estiver interessado em utilizar remédios naturais para apoiar a sua saúde, deve saber que existem muitos na ponta dos seus dedos.

7 plantas medicinais que pode utilizar em benefício da sua saúde

Abaixo está um excelente ponto de partida para aprender a aproveitar o poder das plantas medicinais. Esta é apenas uma pequena amostra, claro, e assim que começar a trabalhar, é provável que se sinta inspirado a explorar mais e mais utilizações para estas maravilhas curativas.

1. Gengibre

O gengibre é uma especiaria que recomendo ter sempre à mão na sua cozinha. Não só é uma adição maravilhosa aos seus cozinhados (especialmente quando combinado com alho), como também tem propriedades medicinais suficientes para encher vários livros.

O gengibre é mais conhecido pelos seus efeitos anti-náuseas, mas também tem propriedades antibacterianas, antivirais, antioxidantes e antiparasitárias de largo espetro, para citar apenas algumas das suas mais de 40 acções farmacológicas cientificamente confirmadas. É anti-inflamatório, o que o torna valioso para o alívio de dores nas articulações, dores menstruais, dores de cabeça e muito mais.

O potencial analgésico do gengibre parece ser de grande alcance. Para além de ajudar nas dores musculares e articulares, descobriu-se que o gengibre reduz a gravidade das enxaquecas, tal como o medicamento Sumatriptano, com menos efeitos secundários.

O gengibre também se mostra promissor no combate ao cancro, diabetes, doença hepática gorda não alcoólica, asma, infecções bacterianas e fúngicas, e é um dos melhores remédios naturais disponíveis para o enjoo ou náuseas (da gravidez ou quimioterapia, por exemplo).

Tomar um grama de gengibre diariamente pode ajudar a reduzir as náuseas e os vómitos em mulheres grávidas ou com enxaquecas e o gengibre demonstrou funcionar melhor do que um placebo no alívio dos enjoos matinais.

O gengibre é também um alimento indispensável se sofre de indigestão, e faz mais do que simplesmente aliviar a dor. O gengibre contém poderosas enzimas proteindigestoras e ajuda a estimular o esvaziamento do estômago sem qualquer efeito negativo, e é um agente antiespasmódico, o que pode explicar os seus efeitos benéficos no trato intestinal.

Muitas pessoas apreciam o chá de gengibre regularmente, e esta é uma das formas mais simples de o utilizar. Basta cortar alguns centímetros de raiz de gengibre e deixá-la em infusão em água quente para obter um chá de gengibre fresco. Não aconselho a sua utilização diária, uma vez que pode provocar alergias e foi o que me aconteceu há cerca de vinte anos.

Também pode descascar a raiz com uma faca e depois cortá-la em fatias finas (ou ralá-la ou picá-la) para adicionar ao chá ou a pratos cozinhados. Não há nada de errado em adicionar gengibre a batatas fritas ou mesmo à sua canja de galinha caseira favorita. Para problemas graves, um profissional de saúde natural pode ajudá-lo a obter o máximo de benefícios terapêuticos do gengibre.

2. Alho

Comer um dente ou dois de alho fresco por dia pode, de facto, manter o médico afastado, em parte porque tem efeitos de reforço imunitário, antibacterianos, antivirais *e antifúngicos*. Muitos dos efeitos terapêuticos do alho derivam dos seus compostos que contêm enxofre, como a alicina, que são também o que lhe confere o seu cheiro caraterístico. Em geral, os benefícios do alho dividem-se em quatro categorias principais:

1. Redução da inflamação (reduz o risco de osteoartrite e de outras doenças associadas à inflamação)
2. Reforço da função imunitária (propriedades antibacterianas, antifúngicas, antivirais e antiparasitárias)
3. Melhoria da saúde cardiovascular e da circulação (protege contra a coagulação, retarda a placa bacteriana, melhora os lípidos e reduz a tensão arterial)
4. Tóxico para pelo menos 14 tipos de células cancerígenas (incluindo cérebro, pulmão, mama, gástrica e pancreática)

Além disso, o alho pode ser eficaz contra bactérias resistentes aos medicamentos e a investigação revelou que, à medida que a alicina é digerida no organismo, produz ácido sulfénico, um composto que reage com os perigosos radicais livres mais rapidamente do que qualquer outro composto conhecido.

Esta é uma das razões pelas quais eu nomeei o alho como um dos sete principais alimentos anti-envelhecimento que pode consumir.

Para obter os benefícios para a saúde, o cravinho fresco deve ser esmagado ou picado para estimular a libertação de uma enzima chamada alliinase, que, por sua vez, catalisa a formação de alicina.

A alicina, por sua vez, decompõe-se rapidamente, formando vários compostos organossulfurados diferentes. Assim, para "ativar" as propriedades medicinais do alho, comprima um dente fresco com uma colher antes de o ingerir ou passe-o pelo espremedor para o adicionar ao seu sumo de legumes.

Um ou dois dentes de tamanho médio são normalmente suficientes e são bem tolerados pela maioria das pessoas. O ingrediente ativo, a alicina, é destruído no espaço de uma hora após o esmagamento do alho, pelo que os comprimidos de alho são praticamente inúteis. O alho preto, que é basicamente alho fermentado, e o alho germinado podem conter ainda *mais* antioxidantes do que o alho normal.

3. Hortelã-pimenta

A hortelã-pimenta oferece benefícios para o sistema respiratório, incluindo tosse, constipações, asma, alergias e tuberculose. Em termos de saúde digestiva, as cápsulas de óleo de hortelã-pimenta foram descritas como "o medicamento de primeira escolha" em doentes com SII, e o óleo de hortelã-pimenta é uma alternativa eficaz a medicamentos como o Buscopan para reduzir os espasmos do cólon.

Também pode relaxar os músculos dos intestinos, permitindo a passagem de gases e aliviando a dor abdominal. Experimente óleo de hortelã-pimenta ou folhas adicionadas ao chá para aliviar os gases. Inalar o aroma da hortelã-pimenta pode melhorar a memória e aliviar o stress, e o óleo de hortelã-pimenta actua como expetorante e descongestionante, podendo ajudar a limpar o trato respiratório.

Utilize o óleo essencial de hortelã-pimenta para esfregar no peito ou inale-o através de um vaporizador para ajudar a limpar a congestão nasal e aliviar os sintomas da tosse e da constipação. O óleo de hortelã-pimenta também pode ajudar a aliviar as dores de cabeça tensionais. Para as dores de cabeça, experimente aplicar algumas gotas no pulso ou polvilhar algumas gotas num pano e depois inalar o aroma. Também pode massajar o óleo diretamente nas têmporas e na testa. O óleo essencial de hortelã-pimenta é ideal para massagens musculares e torácicas, dores de cabeça, cuidados dentários e aromaterapia. Pode até adicioná-lo aos seus produtos de limpeza caseiros para obter um poder antimicrobiano extra e uma fragrância natural.

Ao selecionar a hortelã-pimenta para uso próprio, as folhas frescas conferem um sabor superior ao das folhas secas (como as utilizadas no chá). Procure folhas frescas de cor verde, sem manchas escuras ou amareladas. Para além de utilizar as folhas frescas de hortelã no chá, pode adicioná-las a sopas, salada de frutas ou gaspacho. Além disso, é muito fácil cultivar hortelã-pimenta e a planta funciona como um dissuasor altamente eficaz para muitos insectos que podem invadir o seu jardim ou a sua casa.

4. Lavanda

O óleo de alfazema tem uma estrutura quimicamente complexa com mais de 150 constituintes activos. Este óleo é rico em ésteres, que são moléculas aromáticas com propriedades antiespasmódicas (supressão de espasmos e dores), calmantes e estimulantes. Os principais constituintes botânicos do óleo de lavanda são o acetato de linalilo, o linalol (um álcool terpeno não tóxico que tem propriedades germicidas naturais), o terpinen-4-ol e a cânfora. Outros constituintes do óleo de lavanda responsáveis pelas suas propriedades antibacterianas, antivirais e anti-inflamatórias incluem o cis- ocimeno, o acetato de lavandulilo, o 1,8-cineol, o limoneno e o geraniol.

O óleo de lavanda é conhecido pelas suas propriedades calmantes e relaxantes e tem sido utilizado aromaterapeuticamente para aliviar a insónia, a ansiedade, a depressão, a inquietação, a ansiedade dentária e o stress. Também tem sido comprovadamente eficaz para quase todos os tipos de doenças, desde dores a infecções.

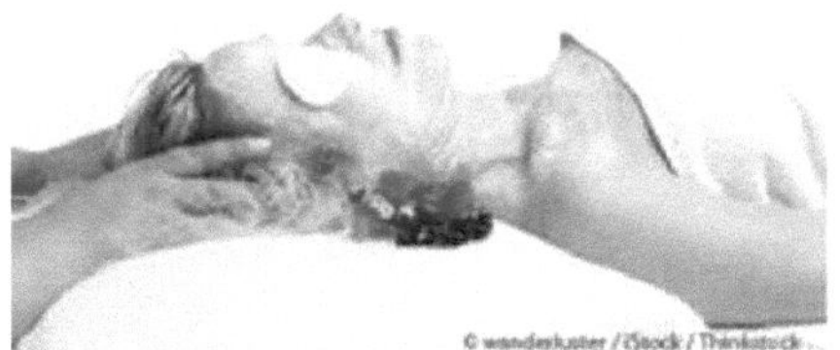

Estou particularmente fascinado pelo potencial do óleo de alfazema no combate às infecções da pele e das unhas resistentes aos antifúngicos. Cientistas da Universidade de Coimbra descobriram que o óleo de alfazema é letal para estirpes patogénicas da pele conhecidas como dermatófitos, bem como para várias espécies de Candida. O óleo de alfazema também pode ser utilizado para:

- **Alivia a dor**. Pode aliviar músculos doridos ou tensos, dores nas articulações e reumatismo, entorses, dores de costas e lumbago. Basta massajar uma pequena quantidade de óleo de alfazema na zona afetada. O óleo de alfazema também pode ajudar a diminuir a dor após a inserção da agulha.
- **Trata várias doenças de pele** como acne, psoríase, eczema e rugas. Também ajuda a formar tecidos cicatrizados, que podem ser essenciais na cicatrização de feridas, cortes e queimaduras. A alfazema também pode ajudar a aliviar as picadas de insectos e a comichão na pele (o óleo de alfazema pode ajudar a afastar os mosquitos e as traças. Na verdade, é utilizado como ingrediente em alguns repelentes de mosquitos).
- **Mantém o cabelo saudável**. Ajuda a matar piolhos, ovos de piolhos e lêndeas. A *Natural Medicines Comprehensive Database* (NMCB) afirma que a alfazema é possivelmente eficaz no tratamento da alopecia areata (queda de cabelo), aumentando o crescimento do cabelo até 44% após apenas sete meses de tratamento.
- **Melhora a digestão.** Este óleo ajuda a estimular a mobilidade do intestino e estimula a produção de bílis e sucos gástricos, o que pode ajudar a tratar dores de estômago, indigestão, flatulência, cólicas, vómitos e diarreia.
- **Alivia doenças respiratórias.** O óleo de alfazema pode ajudar a aliviar problemas respiratórios como constipações e gripes, infecções da garganta, tosse, asma, tosse convulsa, congestão sinusal, bronquite, amigdalite e laringite. Pode ser aplicado no pescoço, peito ou costas, ou inalado através da inalação de vapor ou através de um vaporizador.
- **Estimular a produção de urina**, o que ajuda a restabelecer o equilíbrio hormonal, a prevenir a cistite (inflamação da bexiga) e a aliviar as cólicas e outros problemas urinários.
- **Melhora a circulação sanguínea**. Ajuda a baixar os níveis elevados de tensão arterial e pode ser utilizado para a hipertensão.

5. Tomilho

O tomilho é uma erva aromática que é uma excelente adição aos seus cozinhados, em parte porque é rico em antioxidantes. O tomilho contém flavonóides benéficos para a saúde, incluindo apigenina, naringenina, luteolina e timonina, e demonstrou proteger e aumentar a percentagem de gorduras saudáveis encontradas nas membranas celulares.

Conforme relatado pela Fundação George Mateljan: *"Em particular, a quantidade de DHA (ácido docosahexaenóico, um ácido gordo ómega 3) nas membranas celulares do cérebro, dos rins e do coração aumentou após a suplementação dietética com tomilho. "*

O tomilho também é rico em nutrientes, contendo vitamina C, vitamina A, ferro, manganês, cobre e fibra alimentar.

Quando utilizado em pratos cozinhados, o tomilho pode também ajudar a inibir a glicação e a formação de produtos finais de glicação avançada (AGEs) perigosos nos alimentos, o que faz do tomilho um potencial preventivo de doenças cardíacas e do envelhecimento prematuro.

Devido às suas propriedades antibacterianas, antiespasmódicas, anti-reumáticas, expectorantes, hipertensivas e calmantes, o óleo de tomilho tem também uma longa lista de utilizações tópicas, incluindo:

- **Remédio caseiro** - O óleo de tomilho é utilizado para aliviar e tratar problemas como gota, artrite, feridas, picadas e chagas, retenção de líquidos, problemas menstruais e da menopausa, náuseas e fadiga, problemas respiratórios (como constipações), problemas de pele (pele oleosa e cicatrizes), pé de atleta, ressacas e até depressão.
- **Óleo de aromaterapia** - O óleo pode ser utilizado para estimular a mente, reforçar a memória e a concentração e acalmar os nervos.
- **Produto capilar** - Diz-se que o óleo de tomilho pode prevenir a queda de cabelo. É utilizado como um tratamento para o couro cabeludo e é adicionado a champôs e outros produtos para o cabelo.
- **Produto para a pele** - O óleo de tomilho pode ajudar a tonificar a pele envelhecida e a prevenir o aparecimento de acne.
- **Colutórios e lavagens com ervas** - Tal como os óleos de hortelã-pimenta, wintergreen e eucalipto, o óleo de tomilho é utilizado para melhorar a saúde oral.
- **Inseticida/repelente de insectos** - O óleo de tomilho pode manter afastados insectos e parasitas como mosquitos, pulgas, piolhos e traças.

6. Camomila

A camomila é mais popular sob a forma de chá para acalmar dores de estômago e ajudar a manter um sono tranquilo. A Comissão E da Alemanha (uma organização governamental) aprovou mesmo a utilização da camomila para reduzir o inchaço da pele e combater as bactérias. A camomila é um poderoso anti-inflamatório que também tem propriedades antibacterianas, antiespasmódicas, antialérgicas, relaxantes musculares e sedativas. É utilizada para tratar a psoríase, eczema, varicela, assaduras, feridas de cicatrização lenta, abcessos e inflamação das gengivas e, de acordo com a *Herb Wisdom,* também pode ser útil para as seguintes condições:

"O óleo serve para muitos fins medicinais, mas um dos usos mais bem documentados é para relaxamento. O óleo tem um efeito calmante nas pessoas e pode ser usado para ajudar a induzir o sono, aliviar os nervos em frangalhos e promover uma sensação geral de calma e bem-estar. É ótimo para quem tem problemas de nervosismo ou ansiedade. Para além de ter propriedades calmantes mentais, a camomila também é boa para relaxar os músculos doridos e as articulações apertadas.

Pode aliviar as cólicas menstruais e as dores de costas, bem como relaxar o sistema digestivo para aliviar problemas de estômago ou de indigestão. Quando aplicado topicamente na pele, acalma a vermelhidão e a irritação. Por esta razão, é um ingrediente comum nos cuidados com a pele. Também elimina a comichão e é boa para quem tem reacções alérgicas. Por vezes, a camomila é utilizada em erupções cutâneas. Devido às suas propriedades anti-inflamatórias, pode funcionar para diminuir o inchaço causado por erupções cutâneas ou irritantes da pele. "

7. Dente-de-leão

Esta planta com flor tem sido tradicionalmente utilizada como um tónico hepático, útil para a desintoxicação e para melhorar a função hepática. O dente-de-leão é conhecido como um estimulante que é tipicamente usado para distúrbios renais e hepáticos. Também é tradicionalmente utilizado para reduzir os efeitos secundários de medicamentos prescritos, bem como para tratar infecções, problemas de vesícula biliar, retenção de água e inchaço. As folhas de dente-de-leão, que pode preparar simplesmente escaldando-as em água a ferver durante 20 segundos para ajudar a remover o seu sabor amargo (também podem ser adicionadas a sumos de vegetais), contêm muitos nutrientes, incluindo vitamina C, vitamina B6, tiamina, riboflavina, cálcio, ferro, potássio e manganês. São uma fonte particularmente boa de vitamina A e podem também ter propriedades de combate ao cancro.

Entrar em contacto com o seu curandeiro interior: Como usar mais plantas medicinais

No passado, considerei as ervas, em muitos casos, como uma alternativa mais segura aos medicamentos, úteis para tratar vários sintomas, mas não para tratar a causa subjacente. Desde então, revi significativamente a minha opinião sobre este assunto e agora percebo que as ervas podem ajudar a apoiar a sua saúde a um nível muito básico, tal como os alimentos. No final do século XIX e início do século XX, era possível entrar numa farmácia e encontrar centenas de extractos de ervas à venda. Nessa altura, mais de 90% da população sabia como utilizar as plantas medicinais que cresciam nos seus quintais para tratar doenças e ferimentos comuns; tinham de o fazer, pois era praticamente o único "medicamento" disponível.

Com o surgimento do que hoje é conhecido como medicina alopática convencional, pouco antes da Primeira Guerra Mundial, o herbalismo caiu lentamente em desuso e passou a ser considerado como medicina popular. Em vez de ver a natureza como a fonte de cura, como se fazia há séculos, as pessoas começaram a ver os medicamentos e outros métodos de cura "modernos" como superiores. Se gostaria de começar a usar plantas medicinais com mais frequência, aqui estão 9 dicas para o fazer:

1. Aprende a identificar três plantas medicinais que ainda não conheces e que crescem na tua região e aprende as suas utilizações.
2. Adicione pelo menos uma destas ervas ao seu jardim ou a vasos no parapeito da sua

janela.

3. Faz uma tintura, um chá, um xarope ou uma pomada. Ou faz um de cada!
4. Colher e secar hortelã, erva-cidreira, calêndula, urtigas ou qualquer outra planta que cresça na sua região.
5. Encontrar uma planta com a qual se sentar em silêncio todas as manhãs durante uma semana; desenhar a planta.
6. Identifique uma capacidade de cura que gostaria de ter, mas não tem, e encontre uma forma de a aprender - talvez frequentando um curso de ervas aromáticas ou de aromaterapia.
7. Faça um kit de primeiros socorros à base de plantas.
8. Organize curandeiros locais para responder a emergências na sua comunidade.
9. Com plantas medicinais cultivadas na sua região, aprenda a tratar uma doença com a qual você e/ou alguém da sua família se debate.

Nos últimos tempos, a investigação sobre plantas tem aumentado em todo o mundo e um grande número de provas foi recolhido para mostrar o imenso potencial das plantas medicinais utilizadas em vários sistemas tradicionais. Mais de 13.000 plantas foram estudadas durante o último período de 5 anos. A presente revisão visa compilar dados gerados através da atividade de investigação utilizando abordagens científicas modernas e ferramentas científicas inovadoras nos últimos 5 anos.

Para facilitar aos leitores a consulta das suas áreas de interesse, os dados da presente revisão foram organizados em várias secções de acordo com as actividades farmacológicas. Duas destas secções merecem uma menção especial - uma sobre nutracêutica, na qual foi compilada a investigação sobre plantas que fazem parte da nossa dieta normal, independentemente da sua atividade, e a segunda sobre estudos fitoquímicos que estão associados à atividade farmacológica. Nas restantes secções, a descrição das plantas individuais é seguida da descrição das formulações poli-herbáceas. As formulações poli-herbáceas foram incluídas porque são amplamente utilizadas, tal como refletido no estudo de Karandikar et al, e os dados baseados nos estudos realizados com estas formulações foram publicados em revistas especializadas.

Capítulo 2

2. Plantas activas do SNC

O âmbito das plantas medicinais indianas activas para o SNC na terapêutica foi ilustrado num artigo de revisão de Vaidya. Os parágrafos seguintes centram-se no trabalho adicional efectuado durante os últimos 5 anos.

2.1. Nootrópicos

Vários extractos derivados das sementes de Pongamia pinnata (Karanj) diminuíram o tempo de sono da pentobarbitona, provavelmente por estimulação do sistema enzimático microssomal hepático. As suas raízes apresentaram propriedades semelhantes. No entanto, o extrato etéreo de petróleo (EEP) das raízes aumentou o tempo de sono da pentobarbitona, provavelmente devido à depressão do SNC. O PEE da semente de Pongomia pinnata foi ainda testado quanto à sua atividade nootrópica num modelo experimental da doença de Alzheimer (criado pela lesão induzida pelo ácido iboténico da basalis magnocellularis nuclear). Reverteu tanto os défices cognitivos como a redução dos marcadores colinérgicos após 2 semanas de tratamento. A inversão da função colinérgica perturbada parece ser o mecanismo possível.

O extrato alcoólico de Bacopa monniera facilitou a aquisição, a consolidação e a retenção da memória, como se pode ver pelo seu efeito em 3 respostas comportamentais recentemente adquiridas em ratos albinos, nomeadamente a discriminação do brilho motivada por choques nos pés, o evitamento condicionado ativo e as respostas de evitamento contínuo de Sidman. Estudos posteriores identificaram o constituinte químico, uma mistura de duas saponinas designadas por bacósidos A e B, responsável pelo efeito facilitador da Bacopa monniera nos esquemas de aprendizagem. Os bacósidos também atenuaram a amnésia retrógrada produzida pelo stress induzido pela imobilização, pelo choque electroconvulsivo e pela escopolamina, e aumentaram a atividade da proteína quinase e o conteúdo proteico no hipocampo. Os estudos clínicos de fase I confirmaram a segurança dos bacósidos em voluntários saudáveis do sexo masculino, tanto em doses únicas como múltiplas, administradas durante um período de 4 semanas.

A fração solúvel em acetona do extrato de éter de petróleo das folhas de Lawsonia inermis (Mehendi) mostrou um efeito nootrópico significativo nos paradigmas do labirinto em cruz elevado e da evitação passiva de choques. O extrato também potenciou a hipotermia induzida pela clonidina e diminuiu as contracções da cabeça induzidas pelo lítio. Isto indica que afecta o comportamento mediado pela 5HT e pela noradrenalina. Não teve qualquer efeito na catalepsia induzida pelo haloperidol, mostrando assim que não afecta o comportamento mediado pela dopamina.

Tem sido dada muita atenção ao efeito do BR-16A (Mentat), uma formulação à base de plantas, na aprendizagem e na memória. Demonstrou-se que aumenta a aquisição e a retenção da aprendizagem em ratos normais, bem como em estados de défices cognitivos induzidos por uma variedade de insultos, incluindo subnutrição pré-natal, empobrecimento ambiental pós-natal, hipoxia por nitrito de sódio e alumínio, aumento da idade e amnésia anterógrada e retrógrada induzida por choque electroconvulsivo (ECS). Ramteke et al. demonstraram que a administração de BR-16A a ratos de aprendizagem lenta melhorava a aprendizagem (tanto a velocidade

como a magnitude) no labirinto complexo de Hebb Williams em comparação com o controlo. Os resultados indicam que o BR-16, tal como o piracetam, pode facilitar a aprendizagem e a memória e pode ser classificado como um agente nootrópico.
Bhardwaj e Srivastava demonstraram que o Mentat (designado por eles como CIHP III) melhorou significativamente a aprendizagem da evitação durante o desempenho de resistência em ratos quando testados no Runimex, uma pista circular. O número de estímulos, ou seja, de choques eléctricos necessários para induzir a aprendizagem, foi consideravelmente reduzido nos animais tratados.

Verificou-se que a Trasina, uma formulação poli-herbácea, exerce um efeito nootrópico significativo após 21 dias de terapia em 2 modelos experimentais da doença de Alzheimer. Estes modelos foram induzidos em ratos através da injeção de colchicina (15 pg/rato) por via intra-cerebroventricular (i.c.v.) ou da lesão do nucleus basalis magnocellularis por ácido iboténico (10 pg/rato). A Trasina melhorou a memória e os níveis de vários marcadores colinérgicos, como a concentração de acetilcolina, a atividade da colina acetil transferase e a ligação aos receptores colinérgicos muscarínicos no córtex frontal e no hipocampo do cérebro do rato. Assim, o seu efeito nootrópico pode ser atribuído à correção da disfunção colinérgica.

Verificou-se que o pré-tratamento com Memorin (200 mg/dia/kg), outra formulação à base de plantas, atenuava a amnésia retrógrada induzida por choque electroconvulsivo em ratos quando testados para paradigmas de aprendizagem de evitamento passivo numa caixa de vaivém.

2.2. Psicoativo

O extrato da folha de Azadirachta indica (Neem) apresentou efeitos ansiolíticos comparáveis aos do diazepam em doses baixas (10-200 mg/kg), quando testado em ratos. No entanto, doses mais elevadas (>400 mg/kg) não mostraram atividade ansiolítica.

O extrato etanólico e a infusão aquosa a frio da folha de Vitex leucoxylon (Nirnochi em Tamil) deprimiram a atividade motora espontânea, antagonizaram a esterotipia induzida pela d-anfetamina e os tremores induzidos pela oxotremorina e encurtaram a duração da imobilidade no teste comportamental do "desespero" em ratos.

Verificou-se que o extrato metanólico dos rizomas de Nelumbo nucifera (Kamal) causava uma redução significativa da atividade espontânea, uma diminuição do padrão comportamental exploratório nos testes de imersão da cabeça e do labirinto em Y, uma atividade relaxante muscular e uma potenciação do tempo de sono induzido pela pentobarbitona.

Mitra et al. demonstraram que o pó da raiz de Panax ginseng não afectava o tempo de sono da pentobarbitona nem a atividade motora espontânea. Embora potenciasse o aumento da motilidade induzido pela anfetamina, atenuava os outros efeitos da anfetamina, nomeadamente a estereotipia e a letalidade em ratos agressivos. A catalepsia induzida pelo haloperidol foi potenciada, enquanto as respostas comportamentais ao 5-hidroxitriptofano e à l-dopa foram atenuadas. Apresentou um efeito inibidor significativo da agressividade em doses que não tiveram qualquer efeito sobre os movimentos espontâneos. Os resultados foram discutidos com base na interação do Panax ginseng com o funcionamento de vários neurotransmissores.

Todos os extractos [éter de petróleo (PEE), benzeno (BE), clorofórmio (CE), acetona (AE) e etanol (EE)] da folha de Abies pindrow Royle (abeto branco) mostraram uma potenciação do tempo de sono da pentobarbitona, ou seja, um efeito depressor do SNC. Os PEE, BE, CE e AE (maior eficácia) apresentaram uma atividade antidepressiva significativa.

Por outro lado, verificou-se que o EE potencia a imobilidade, sugerindo que esta fração é desprovida de efeito antidepressivo.

Os conjugados do ácido ginkgólico (GAC) (6-alquilsalicilatos, nomeadamente n-tridecil-, n-pentadecil-, n-heptadecil-, npentadecenil e n- heptadecenilsalicilatos) isolados das folhas do Ginkgo biloba indiano Linn, um antagonista do PAF, apresentaram uma atividade ansiolítica consistente e significativa. Em contrapartida, o EGb 761 e o Ginkocer, dois conjugados desprovidos de GAC, não evocaram uma atividade significativa. Verificou-se que o EGb 761 aumentou o tempo de criação e diminuiu o tempo de imobilidade apenas no comportamento em campo aberto. Este efeito pode ser devido a uma fraca atividade anti-ansiedade.

A administração de BR-16A durante 7 dias induziu efeitos ansiolíticos relacionados com a dose, avaliados por paradigmas como os testes do campo aberto e do labirinto em cruz elevado em ratinhos e os testes de interação social e de conflito de bebidas de Vogel em ratos. Atenuou o aumento dos níveis de tribulina no cérebro de ratos, um marcador putativo de ansiedade endocóide - comportamento agressivo induzido por choque de pés em ratos emparelhados, mas não afectou o comportamento auto-mutilante induzido pela clonidina. A redução da imobilidade induzida pelo stress de natação no teste de desespero comportamental de Porsolt, a redução das falhas de fuga concomitantemente com um aumento da resposta de evitamento no teste de desamparo aprendido e a atenuação do comportamento muricida em ratos demonstraram que possui propriedades antidepressivas.

2.3. Agentes que atenuam a dependência

O tratamento crónico com o extrato de raiz de Withania somnifera (Ashwagandha) atenuou o desenvolvimento de tolerância e também o desenvolvimento de dependência da morfina em ratos. Por si só, a Withania somnifera não apresenta qualquer efeito analgésico.

2.4. Anticonvulsivantes

Num estudo realizado por Manocha, et al, o Ginkgo biloba diminuiu o efeito protetor do valproato de sódio e da carbamazepina contra as convulsões induzidas por picrotoxina e estricnina em ratos. Outros estudos mostraram que o pré-tratamento com extrato de Ginkgo biloba potenciava as convulsões produzidas pela picrotoxina e pela estricnina, indicando o envolvimento do sistema GABAérgico e dos canais de cloreto (para a picrotoxina) e a modulação da ação do neurotransmissor glicina (para a estricnina) pelo Ginkgo biloba. O Panax ginseng não demonstrou ter qualquer ação anticonvulsiva, nem potenciou os efeitos anticonvulsivos da fenobarbitona e do diazepam.

Verificou-se que a administração crónica de BR-16A protege contra o kindling induzido pelo pentilenotetrazol (PTZ) em ratos, demonstrando o papel dos receptores GABA no kindling induzido pelo PTZ e a proteção do BR-16A através da sua interação com estes receptores.

Foi demonstrado que a ingestão de cafeína aumenta a meia-vida plasmática (2 vezes) e reduz a biodisponibilidade em 32% da carbamazepina em voluntários humanos normais. Não foi observada qualquer interação com o valproato de sódio. Estes resultados indicam a necessidade de restringir o consumo de xantina/cafeína em doentes sob terapêutica com carbamazepina.

Diferentes extractos da folha de Abies pindrow Royle (PEE,BE,CE,AE e EE) mostraram um efeito analgésico significativo na resposta de movimento da cauda induzida por fio quente em ratos. O possível mecanismo de ação poderá ser o seu efeito inibidor sobre o PAF e as prostaglandinas, uma vez que esta planta contém fitoconstituintes como flavonóides e terpenóides.

O extrato alcoólico das raízes de Clerodendron serratum (Bharanji) mostrou uma atividade analgésica significativa em ratos.

2.7. Agentes anti-inflamatórios

O extrato etanólico da folha de Vitex leucoxylon mostrou uma inibição significativa do edema da pata por carragenina e da formação de tecido de granulação em ratos.

A suspensão aquosa de látex seco de Calotropis procera (Arka) mostrou propriedades anti-inflamatórias quando testada nos modelos de edema de pata de rato induzidos por carragenina e formalina.

As raízes e as folhas de Butea frondosa (Palash) foram avaliadas quanto à atividade anti-inflamatória ocular em coelhos. Os resultados mostraram que a formulação em gel das folhas de Butea frondosa, preparada utilizando um pluronic F-127 disponível comercialmente, reduziu a pressão intraocular, diminuiu a leucocitose e a miose e foi comparável ao gel de flubiproten.

A fração de triglicéridos do óleo de Ocimum sanctum (Tulsi) ofereceu uma maior proteção contra o edema da pata induzido por carragenina em ratos e a contorção induzida por ácido acético em ratos, em comparação com o óleo fixo. Verificou-se que o óleo fixo de Ocimum sanctum e o ácido linolénico possuíam uma atividade anti-inflamatória significativa contra o edema da pata induzido por EGP, leucotrieno e ácido araquidónico. A atividade anti-inflamatória do ácido linolénico presente no óleo fixo de Ocimum sanctum deveu-se provavelmente ao bloqueio de ambas as vias da ciclo-oxigenase e da lipo-oxigenase do metabolismo do ácido araquidónico.

O extrato alcoólico da casca do caule de Ochna obtusata demonstrou efeitos anti-inflamatórios potentes nos modelos de edema da pata do rato e de granuloma de algodão.

Todos os extractos da raiz de Pongamia pinnata mostraram uma atividade anti-inflamatória significativa (comparada com a fenilbutazona) em modelos de edema induzidos por carragenina e PGE. O possível mecanismo de ação poderia ser a inibição da prostaglandina, especialmente por EE e AE.

O BE foi eficaz na carragenina mas não no modelo de inflamação PGE. A propriedade anti-inflamatória parece residir principalmente nos constituintes polares intermédios e não nos constituintes lipofílicos ou extremamente polares.

O PEE e o CE das sementes de Pongamia pinnata mostraram um potente efeito anti-inflamatório agudo, enquanto a suspensão aquosa mostrou efeitos pró-inflamatórios. Outros estudos mostraram que o efeito anti-inflamatório máximo foi observado no modelo de edema induzido por bradicinina com o EE direto. O possível mecanismo de ação poderia ser a inibição da síntese de prostaglandinas e a diminuição da permeabilidade capilar. O PEE e o AE inibiram a inflamação induzida pela histamina e pela 5-hidroxitriptamina, provavelmente devido aos seus constituintes lipofílicos que impedem as fases iniciais da inflamação. No entanto, as fracções não foram eficazes contra o modelo de artrite adjuvante de Freund. Esta última descoberta indica que a planta pode não ser eficaz na artrite reumatoide.

Todos os extractos da folha de Abies pindrow Royle mostraram efeito anti-inflamatório em vários modelos animais de inflamação, tais como edema da pata induzido por carragenina, bolsa de granuloma e artrite adjuvante de Freund. A análise química indicou a presença de glicosídeos e esteróides no PEE e BE e terpenóides e flavonóides no AE e EE. Os flavonóides e os terpenóides são substâncias polares eficazes na inflamação aguda, ao passo que os glicosídeos e os esteróides são substâncias não polares eficazes na inflamação crónica.

Verificou-se que os extractos metanólicos das flores de Michelia champaca Linn. (Champaka), Ixora brachiata Roxb (Rasna) e Rhynchosia cana Willd possuíam uma atividade anti-inflamatória significativa contra a inflamação subaguda induzida por pellets de algodão em ratos. Os dois últimos fármacos apresentaram uma atividade mais elevada em comparação com Michelia champaca. Também reduziram o conteúdo proteico, a fosfatase ácida, a glutamato piruvato transaminase e a glutamato oxaloacetato transaminase no fígado e no soro. Estas propriedades devem-se provavelmente à presença de flavonóides nas flores destas plantas.

O extrato metanólico da parte aérea de Sida rhombifolia (Atibala) mostrou uma atividade supressora significativa do edema no modelo de edema da pata induzido por carragenina em ratos. O mecanismo de ação provável pode ser devido aos seus efeitos inibidores na libertação de mediadores da inflamação, como a histamina, a 5-hidroxitriptamina, a bradicinina, etc.

O pó da raiz de Gmelina asiatica (Gopabhadra) foi eficaz na redução do edema no modelo de inflamação aguda do edema da pata do rato induzido por carragenina. Quando testado contra o modelo de inflamação crónica de granuloma de algodão, não só reduziu o peso do granuloma como também o teor de peróxido lipídico do exsudado do granuloma e do fígado e a gama-glutamil transpeptidase no granuloma. Normalizou igualmente a albumina sérica e os níveis séricos de fosfatase ácida e alcalina. O mecanismo provável do seu efeito anti-inflamatório pode ser o seu efeito anti-proliferativo, anti-oxidativo e estabilizador da membrana lisossómica.
Estudos demonstraram que o extrato metanólico do rizoma de Nelumbo nucifera, bem como o triterpenóide esteroidal dele isolado 22 (ácido betulínico), possuíam uma atividade anti-inflamatória significativa quando avaliados nos modelos de edema da pata de rato induzidos por carragenina e 5-hidroxitriptamina. Os efeitos produzidos foram comparáveis aos da fenilbutazona e da dexametasona.

A parte solúvel em água do extrato alcoólico de Azadirachta indica exerceu uma atividade anti-inflamatória significativa no ensaio de granuloma de algodão em ratos. Verificou-se também que os níveis de vários parâmetros bioquímicos estudados no exsudado de pellets de algodão diminuíram, nomeadamente ADN, ARN, peróxido lipídico, fosfatase ácida e fosfatase alcalina, sugerindo o mecanismo para o efeito anti-inflamatório da Azadirachta indica.

O extrato alcoólico das raízes de Clerodendron serratum mostrou uma atividade anti-inflamatória significativa nos modelos de edema da pata induzido por carragenina e de granuloma de algodão em ratos.

O extrato aquoso das folhas de Gymnema sylvestre apresenta uma atividade anti-inflamatória significativa nos modelos de edema da pata do rato induzido por carragenina e de ascite peritoneal do rato. No entanto, não inibiu a formação de granulomas e os índices bioquímicos relacionados, como a hidroxiprolina e o colagénio (como se observa no modelo de granuloma da medula), indicando assim que não interferiu no processo normal de cicatrização. Além disso, o extrato não afectou a integridade da mucosa gástrica, mesmo em doses elevadas, parecendo assim ser um agente anti-inflamatório menos gastrotóxico em comparação com outros agentes anti-inflamatórios não esteróides.

O Sandhika, um medicamento ayurvédico utilizado no tratamento da artrite reumatoide, mostrou uma atividade anti-inflamatória significativa quando testado contra o edema da pata induzido por carragenina e o granuloma de algodão. O possível mecanismo de ação poderá ser a atividade de eliminação de radicais livres.

O tratamento com Ease, uma formulação poli-herbácea, reduziu significativamente a artrite não estabelecida e estabelecida induzida pelo adjuvante de Freund em ratos. Também in vitro, proporcionou uma proteção significativa contra a desnaturação das proteínas e os danos nas membranas dos glóbulos vermelhos e exibiu uma ação inibidora significativa da proteinase, indicando assim a sua possível utilização como anti-artrítico.

O Jigrine, outra formulação poli-herbácea, apresentou uma atividade anti-inflamatória contra a inflamação aguda induzida pela carragenina, mas não contra o granuloma de pellets de algodão (inflamação subaguda). O efeito nos parâmetros bioquímicos sugeriu que o mecanismo do seu efeito anti-inflamatório poderia estar no seu efeito antioxidante e estabilizador da membrana.

2.8. Antipiréticos

Os extractos etanólicos de Ailanthus excelsa (Mahanimba), Toddalia asiatica (Kanchana) e Araucaria bidwilli (Monkey puzzle) mostraram um grau moderado a significativo de atividade antipirética num modelo experimental de hipertermia induzida por uma suspensão de levedura a 20% em ratos. A Andrographis elongate mostrou uma atividade antipirética mais potente quando comparada com a Andrographis paniculata (Kalmegha).

O extrato metanólico do rizoma de Nelumbo nucifera produziu uma redução significativa da temperatura corporal dependente da dose em ratos normais e um efeito antipirético em ratos piréticos. Rhynchosia cana mostrou uma atividade antipirética significativa em ratos. O extrato alcoólico das raízes de Clerodendron serratum mostrou uma atividade antipirética significativa após a vacinação com TAB contra a febre tifoide em coelhos.

A atividade antipirética do TBR-002, uma formulação à base de plantas, foi considerada quase igual à do paracetamol num modelo de pirexia induzida por injeção subcutânea de 15% de suspensão de levedura num rato.

Em comparação com estas plantas antipiréticas, o Panax ginseng apresentou um efeito hipertérmico e atenuou a resposta hipotérmica da reserpina e da hipertermia induzida pelo 5-HTP em animais.

2.9. Modulação de neurotransmissores

A investigação dos efeitos neuroquímicos de diferentes toxinas fusariais elaboradas a partir de Fusarium moniliform e Fusarium orysporum mostrou que o Fusarium moniliform tem uma atividade inibidora da MAO irreversível e inespecífica comparável à da nialamida.

Estudos sobre o efeito do BR-16A no funcionamento adrenérgico e dopaminérgico em ratos mostraram que não interferiu com o funcionamento dos auto-receptores a-adrenérgicos e dopaminérgicos. No entanto, os seus efeitos sobre a mobilidade no teste do campo aberto, após provocação com clonidina ou apomorfina, mostraram que aumentava a atividade dos receptores pós-sinápticos da dopamina.

Capítulo 3

3. Plantas que modulam a atividade autonómica e autacóide

Ao longo dos anos, a tendência para avaliar agentes que modulam a atividade autonómica e autacóide tem vindo a diminuir. No entanto, continua a ser inquestionável a importância de utilizar determinadas metodologias, como experiências com tecidos isolados, para recolher dados preliminares sobre a interação de um produto vegetal com os sistemas receptores do hospedeiro. Seguem-se algumas das tentativas neste sentido.

Os efeitos do extrato do caule de Cuscuta reflexa (Amarvalli) assemelham-se aos da acetilcolina quando testados no íleo isolado de coelho, no músculo rectus abdominis e no coração de rã e estes efeitos foram bloqueados pela atropina. O efeito do extrato no músculo rectus abdominis isolado da rã foi bloqueado pelo pancurónio e potenciado pela neostigmina.

O extrato de água quente de Camellia sinensis (extrato de folhas de chá verde, GTE) teve um efeito facilitador em concentrações mais baixas e um efeito paralisante em concentrações mais elevadas na função esqueleto-motora, mas não teve qualquer efeito nas respostas de contração direta ou nas contracções induzidas por acetilcolina e KCl no diafragma desnervado do rato. Além disso, antagonizou o efeito paralisante submáximo da d-tubocurarina e do decametónio. Os efeitos do GTE foram anulados na presença de cloreto de magnésio. Uma vez que a nifedipina reduziu a facilitação induzida pelo GTE, bem como a inibição das respostas de contração, foi sugerido que o GTE poderia atuar nos canais de Ca^{2+} na junção esqueleto-motora. O efeito do polifenol bruto do GTE nas junções neuromusculares foi semelhante ao do GTE, sugerindo que o teor de polifenol bruto do GTE era o constituinte ativo responsável pelo seu efeito na junção neuromuscular.

O relaxamento traqueal mediado por beta-adrenoreceptores ou a diminuição da reatividade do músculo liso traqueal induzida pela regulação negativa dos receptores com terbutalina em cobaias não foi afetado pelo Abana, uma formulação herbomineral. Isto deve-se provavelmente à ausência de efeitos do Abana nos receptores ^ das vias respiratórias. No entanto, o pré-tratamento com Abana aumentou as contracções induzidas pelo cloreto de potássio e aumentou a sensibilidade aos efeitos relaxantes da isoprenalina, da terbutalina e da aminofilina após essas contracções, provavelmente através do aumento da permeabilidade da membrana aos iões de cálcio.

Capítulo 4

4. Instalações activas da CVS

Nos últimos anos, a investigação em farmacologia cardiovascular tem-se centrado principalmente em agentes com propriedades hipolipidémicas e as drogas vegetais não são exceção. Esta secção descreve vários agentes que foram avaliados quanto ao seu efeito no sistema cardiovascular.

4.1. Anticoagulante

O éter de petróleo e os extractos metanólicos da folha e da oleorresina de Araucaria bidwillii mostraram um efeito retardador marginal nos tempos de hemorragia e coagulação com um intervalo de 1 hora em coelhos quando testados utilizando o método de tubo capilar de Wright e Dukes.

4.2. Hipolipidémicos

O extrato etanólico e a infusão aquosa a frio da folha de Vitex leucoxylon reduziram os níveis de colesterol total no soro dos ratos.

O gugulipid (um princípio ativo da Commiphera mukul) é um agente que tem sido amplamente investigado pela sua atividade hipolipidémica. Verificou-se que a coadministração de gugulipid com propranolol ou diltiazem em voluntários normais diminui a biodisponibilidade de ambos os fármacos.

As flores secas de Adenocalymma alliaceum, quando administradas a 2% durante 6 semanas a ratos hipercolesterolémicos, reduziram significativamente os níveis de colesterol no soro, diminuindo a absorção intestinal do colesterol da dieta.

O extrato de Semecarpus anacardium (Bhallatak, casca de noz) também apresentou uma ação hipocolesterolémica e preveniu o ateroma induzido pelo colesterol em coelhos hipercolesterolémicos. De igual modo,
A Terminalia belerica (Bibhitak) reduziu os níveis de lípidos na hipercolesterolemia induzida experimentalmente em coelhos. Também se verificou uma diminuição significativa dos lípidos no fígado e no coração.

A administração do extrato etanólico (50% v/v) da raiz de Plumbago zeylanica (Chitrak), isoladamente e em combinação com vitamina E, reduziu significativamente os níveis séricos de colesterol total, colesterol LDL e triglicéridos em coelhos hiperlipidémicos induzidos experimentalmente.

No entanto, Dwivedi salientou que o extrato etanólico da raiz de Plumbago zeylanica sozinho e com vitamina E também baixou os níveis de colesterol HDL. Por conseguinte, aconselhou prudência quanto à sua utilização em doentes e a confirmação destes resultados através de estudos com amostras maiores.

A administração de um extrato de cultura celular de Hemidesmus indicus (Sariva) a ratos que também receberam uma dieta aterogénica preveniu a hipercolesterolemia.

4.3. Anti-hipertensores

A preparação da planta inteira de Phyllanthus amarus (Bhuiamalaki) foi administrada a 9 indivíduos com hipertensão ligeira durante 10 dias. Os resultados sugerem que se trata de um potencial diurético, hipotensor e hipoglicémico para os seres humanos.

O extrato hidroalcoólico da folha de Azadirachta indica causou um efeito hipotensor dependente da dose. Não alterou a força de contração ou a frequência cardíaca em doses baixas no coração isolado de rã, mas causou uma paragem cardíaca temporária na diastólica em doses elevadas.

O extrato de éter de petróleo da folha de Abies pindrow mostrou um efeito hipotensivo significativo em cães anestesiados.

O tratamento com Abana, uma formulação poli-herbácea, em ratos normotensos produziu uma redução significativa da pressão arterial, um aumento das respostas vaso-pressoras a uma dose baixa de noradrenalina (sem efeito na atividade da dopamina p hidroxilase) e nenhum efeito nas respostas vaso-depressoras da acetilcolina e da isoprenalina. No entanto, protegeu contra a hipertensão induzida pelo etinilestradiol e aumentou a atividade da dopamina p hidroxilase nestes animais hipertensos, sugerindo assim que produz efeitos contra a hipertensão induzida pelo etinilestradiol através da sua propriedade simpatolítica.

4.4. Inibidores da ECA (enzima de conversão da angiotensina) Setenta e cinco espécies de plantas medicinais tradicionais pertencentes a 42 famílias foram investigadas quanto à sua capacidade de inibir a enzima de conversão da angiotensina. Destas, verificou-se que 4 espécies possuíam uma elevada capacidade de inibição da ECA e tinham um baixo teor de taninos.

4.5. Cardio-protectores

A rutina, um flavonoide obtido a partir da planta Sophora japonica, reduziu significativamente o tamanho do enfarte e impediu a perda da onda "R" em ratos anestesiados submetidos a uma ligadura da artéria coronária. No entanto, não teve qualquer efeito na frequência cardíaca e na tensão arterial sistólica. Reduziu igualmente o aumento dos níveis séricos de malonildialdeído induzido pela ligadura e evitou a perda de atividade da glutationa peroxidase. A rutina inibiu, in vitro, a quimioluminescência induzida pelo luminol nos PMN de rato, indicando assim que o seu efeito benéfico se deve provavelmente à sua capacidade de impedir a produção de espécies reactivas de oxigénio.

4.6. Ionotrópicos positivos

No seu editorial, Vaidya levantou a questão das controvérsias que existem relativamente às acções ionotrópicas da Terminalia arjuna (Arjuna). Embora existam estudos que comprovam os efeitos ionotrópicos positivos desta planta, alguns cientistas observaram também efeitos ionotrópicos e cronotrópicos negativos. Por isso, aconselhou a realização de estudos experimentais e clínicos mais pormenorizados sobre a planta e o seu princípio ativo. Apresentamos de seguida os dados dos estudos clínicos controlados por placebo realizados posteriormente com esta planta.

Quando o extrato de casca de Terminalia arjuna foi comparado com placebo em 12 doentes com CCF refractária num ensaio clínico de fase II, observou-se que o tratamento com Terminalia arjuna estava associado a uma melhoria dos sintomas e sinais de insuficiência cardíaca, melhoria da classe NYHA (de IV e III), diminuição dos índices de volumes diastólico final e sistólico final do ventrículo esquerdo, aumento do índice de volume sistólico do ventrículo esquerdo e aumento da fração de ejeção do ventrículo esquerdo ao fim de 2 semanas. A terapêutica a longo prazo (ou seja, 24 meses) também mostrou uma melhoria contínua dos sinais e sintomas, da tolerância ao esforço e da classe NYHA nos doentes.

Dwivedi e Jauhari estudaram os efeitos do pó do caule da casca da Terminalia arjuna, em comparação com um placebo, na angina de peito, na CCF e na massa do ventrículo esquerdo em 12 pacientes de enfarte do miocárdio com angina e/ou cardiomiopatia isquémica. Os seus resultados indicam o potencial da Terminalia arjuna para melhorar a fração de ejeção do ventrículo esquerdo e reduzir a massa do ventrículo esquerdo na doença arterial coronária.

Capítulo 5

5. Plantas que actuam no sistema respiratório

Os extractos metanólicos de Drymaria cordata willd e Leucas lavandulaefolia (Dronapushpi) foram investigados quanto aos seus efeitos num modelo de tosse induzida por gás de dióxido de enxofre em ratos. Ambos exibiram uma atividade antitússica significativa, comparável à do fosfato de codeína e concentrações crescentes mostraram uma melhor inibição da tosse.

Solanum xanthocarpum (Kantakari) e Solanum trilobatum (Alarka), as plantas mencionadas em Siddha, demonstraram melhorar vários parâmetros da função pulmonar (FVC, **FEV1**, PEFR & FEF25- 75%) em indivíduos asmáticos com asma ligeira-moderada.

Capítulo 6

6. Plantas anti-alérgicas

Verificou-se que o extrato etanólico de Vitex negundo (Nirgundi) inibe melhor a desgranulação de mastócitos induzida imunologicamente do que o composto 40/80. Também inibiu o edema da pata durante a anafilaxia ativa da pata em ratos. Nair e Saraf estudaram ainda os seus efeitos na libertação de mediadores e nas contracções do músculo liso da traqueia de cobaia sensibilizada e não sensibilizada, utilizando antigénio e o composto 48/80, respetivamente. O extrato inibiu significativamente tanto a fase inicial como a fase posterior sustentada das contracções traqueais. A fase inicial deveu-se principalmente à libertação de histamina, que foi bloqueada pelo extrato (confirmado em estudos ileais de cobaias). A fase final deveu-se à libertação de mediadores lipídicos a partir do ácido araquidónico. A inibição desta última fase pode ser secundária à inibição do ácido araquidónico pelo extrato etanólico.

Arbortristoside A & C, derivados do extrato alcoólico das sementes de Nyctanthus arbortristis (Parijat), dois diterpenos, andrographolide e neoadrographolide, isolados de Andrographis paniculata, e Himachalol, um álcool sesquiterpénico, derivado do extrato solúvel em hexano da madeira de Cedrus deodara (deodar), demonstraram possuir uma atividade antialérgica significativa comparável ao cromoglicato dissódico quando testados nos modelos experimentais de anafilaxia cutânea passiva e degranulação de mastócitos em ratos.

Da mesma forma, verificou-se que o extrato aquoso quente da casca de Albizzia lebbeck (Shirish) possui propriedades antialérgicas no modelo experimental de anafilaxia cutânea passiva e atividade de estabilização de mastócitos.

7. Plantas hipoglicémicas

Verificou-se que uma preparação da planta inteira de Phyllanthus amarus tinha efeitos hipoglicémicos em 9 seres humanos, 4 dos quais eram diabéticos.

Estudos in vitro realizados por Rizvi et al. mostraram que a epicatequina, um constituinte ativo do Pterocarpus marsupium (Vijaysar), exercia um efeito protetor sobre a fragilidade osmótica dos eritrócitos, semelhante ao da insulina, mas por um mecanismo de ação diferente.

Em ratos diabéticos induzidos por estreptozotocina, dos três constituintes fenólicos importantes do cerne de Pterocarpus marsupium (pterosupina, marsupina e pterostilbeno), a marsupina e o pterostilbeno reduziram significativamente os níveis de glucose no sangue e os efeitos foram comparáveis aos da metformina. A eficácia hipoglicémica do Pterocarpus marsupium foi ainda avaliada num ensaio aberto multicêntrico (4 centros) de dose flexível em doentes recém-diagnosticados com diabetes mellitus não dependente de insulina.

O controlo da glicose no sangue (tanto em jejum como pós-prandial) foi atingido em 67 dos 97 pacientes (69%) estudados em 12 semanas e a dose óptima foi de 2 g do extrato. Os valores de **HbA1c** também diminuíram significativamente. Não foi observada qualquer alteração significativa nos níveis médios de lípidos.

A fração eluída em clorofórmio do extrato de éter de petróleo da casca da raiz de Salacia oblonga Wall (Ponkoranti) e um composto fluorescente separado dela (por TLC) demonstraram uma potência hipoglicémica em ratos quando comparada com a tolbutamida.

O extrato alcoólico de Inula racemosa (Pushkarmula) reduziu a glicose no sangue e aumentou o glicogénio hepático em ratos. Contudo, não se registou um aumento dos níveis de insulina no plasma nem um aumento do grau de desgranulação das células beta do pâncreas. A sua ação pode ser a nível periférico, potenciando a sensibilidade à insulina.

O extrato de água quente de Camellia sinensis (folha de chá preto) reduziu significativamente o nível de glicose no sangue e verificou-se que possui efeitos preventivos e curativos em ratos diabéticos induzidos por estreptozotocina.

O extrato de folhas de Azadirachta indica não teve qualquer efeito, por si só, na utilização periférica de glucose (determinada por testes de tolerância à glucose intravenosa) e no glicogénio hepático em ratos diabéticos normais e induzidos por estreptozotocina. No entanto, bloqueou os efeitos da epinefrina no metabolismo da glicose e a redução da utilização periférica da glicose em ratos diabéticos e, em certa medida, em ratos normais, o que indica um potencial anti-hiperglicémico da planta.

Verificou-se que o extrato de folhas de Aegle marmelos (Bilva) inverteu significativamente os valores Km elevados, mas não os valores Vmax da enzima malato desidrogenase, uma enzima importante no metabolismo da glicose, em ratos diabéticos induzidos por estreptozotocina. Sugeriu-se que a alteração da natureza qualitativa e quantitativa da enzima contribui para o estado patológico da diabetes. O extrato da folha também foi eficaz na restauração da glicose no sangue e do peso corporal para valores normais. Num outro estudo, o extrato de folhas de Aegle marmelos inverteu significativamente os parâmetros alterados (histológicos e ultra-estruturais) nos tecidos de ratos diabéticos induzidos por estreptozotocina, observados por microscopia de luz e eletrónica, para valores próximos do normal e melhorou o estado funcional das células beta pancreáticas. O efeito hipoglicémico desta droga vegetal parece assim ser mediado pela regeneração do pâncreas danificado.

A administração oral do extrato metanólico (mas não do extrato aquoso) das partes aéreas de Artemisia pallens (Damão) conduziu a uma redução significativa da glicose no sangue em ratos hiperglicémicos alimentados com glicose e em ratos diabéticos induzidos por aloxana. O aumento da utilização periférica da glucose é provavelmente o mecanismo responsável. A inibição da reabsorção tubular proximal renal da glucose pode também contribuir. Saxena et al comparam os efeitos do modo de ação de 3 agentes hipoglicemiantes estruturalmente diferentes, a tolbutamida, o centpiperalon e uma fração que contém swerchirina (SW1) da planta Swertia chirata (Chirayata) na diabetes normal e na diabetes ligeira e grave induzida pela estreptozotocina em ratos. Ex em ratos com lesões pancreáticas graves, a SW1 mostrou um melhor efeito de redução da glucose no sangue em comparação com a tolbutamida.

As folhas de Ocimum album (manjericão) diminuíram significativamente os níveis de glicose no sangue em jejum e pós-prandial em pacientes com NIDDM num ensaio aleatório, controlado por placebo, cruzado e simples cego. A administração de pó de folhas de Ocimum sanctum a ratos normais e diabéticos durante um mês resultou numa redução significativa do açúcar no sangue em jejum, do ácido irónico, dos aminoácidos totais, do colesterol total, dos triglicéridos, dos fosfolípidos e dos lípidos totais. O colesterol total, os triglicéridos e os lípidos totais foram significativamente reduzidos no fígado, nos rins e no coração. Indicam o efeito hipoglicémico e hipolipidémico do Ocimum sanctum em ratos diabéticos.

A administração crónica a coelhos de sementes de Prunus amygdalus (amêndoa) e das suas fracções proporcionais, nomeadamente sementes desengorduradas e óleo, demonstrou um efeito hipoglicémico definitivo. O fator ativo parece ser uma fração não oleosa que é apenas parcialmente solúvel em éter etílico.

Foi observado um efeito hipoglicémico significativo com uma dose de 1500 mg/kg de sumo de folhas de Lantana camara em ratos.

Foi avaliado o efeito protetor do pó de Capparis decidua (Karir) no stress oxidativo e na diabetes em ratos diabéticos induzidos por aloxana. Os dados indicam que a Capparis decidua pode ter uma utilização potencial como agente antidiabético, especialmente em casos crónicos, uma vez que ajuda a reduzir o stress oxidativo na diabetes.

Dubey et al, estudaram o efeito do D-400, uma formulação à base de plantas, na glucose sanguínea, na ureia sanguínea e na creatinina sérica em coelhos diabéticos induzidos por aloxano. O D-400 impediu significativamente o aumento dos níveis de ureia no sangue e de creatinina sérica no final de 36 semanas, mostrando-se assim promissor contra as lesões renais induzidas pelo aloxano. O aumento do açúcar no sangue também no grupo tratado foi inferior ao do controlo com soro fisiológico. Estudos posteriores realizados por Dhawan et al. demonstraram que o D-400, em ratos diabéticos, não só fez com que os níveis elevados de glicose no sangue se situassem dentro dos limites normais e aumentou os níveis suprimidos de glicogénio, mas também fez com que a diminuição da captação de glicose 14C por fatias de fígado em estudos in vitro se tornasse normal.

Trasina, uma formulação ayurvédica à base de plantas, reduziu significativamente a hiperglicemia induzida pela estreptozotocina e também atenuou a diminuição induzida pela estreptozotocina na atividade da superóxido dismutase das células das ilhotas pancreáticas em ratos Charles Foster machos.

Capítulo 8

8. Plantas anti-fertilidade e pró-fertilidade

A segunda área que tem sido amplamente trabalhada no domínio da endocrinologia é o sistema reprodutor. Verificou-se que o extrato etanólico de Bupleurum marginatum tem uma atividade estrogénica significativa, como se pode ver pelo aumento do peso uterino e pela abertura precoce e cornificação da vagina em ratos imaturos e pelas caraterísticas histológicas do útero.

Praneem vilci, um óleo altamente purificado de sementes de Azadirachta indica, foi considerado seguro quando administrado como uma única instilação intra-uterina em 18 mulheres tubectomizadas saudáveis. Não foram observados quaisquer efeitos adversos. O padrão menstrual e o estado ovulatório permaneceram inalterados e a biopsia endometrial foi normal. Em 10 das mulheres acima referidas que também tinham recebido a vacina HSD-hCG, a coadministração de Praneem vilci não impediu a resposta dos anticorpos à vacina HSD-hCG. Verificou-se que as folhas de Azadirachta indica têm propriedades anti-androgénicas reversíveis em ratos machos.

Verificou-se que o extrato etanólico da folha de Trichopus zeylanicum (Arogyapacha em Tamil), quando administrado a ratos machos, estimula o comportamento sexual, como evidenciado por um aumento no número de montarias e no desempenho do acasalamento. A administração crónica do medicamento foi mais eficaz do que uma dose única. As crias geradas por ratos tratados com o medicamento também se revelaram normais no que respeita ao crescimento fetal, tamanho da ninhada e proporção entre os sexos.

O extrato de benzeno das flores de Hibiscus rosea sinensis (Jaswand) apresentou resultados diferentes quando administrado a ratos adultos e imaturos. Nos adultos, resultou num ciclo estral irregular com estro prolongado e metaestro. Um aumento dos folículos atréticos e a ausência de corpos lúteos indicaram o efeito antiovulatório do extrato. No entanto, em ratos imaturos, o extrato mostrou atividade estrogénica, como se pode ver pela abertura precoce da vagina, cornificação prematura do epitélio vaginal e aumento do peso uterino.

Capítulo 9

9. Plantas que favorecem a cicatrização da pele e dos ossos

O extrato metanólico de Cissus quadrangularis (Asthishunkala) promoveu o processo de cicatrização de fracturas experimentais do rádio-ulna de cães, como evidenciado por exames radiológicos e histopatológicos.

O grupo tratado também exibiu uma redução nos níveis de cálcio sérico em comparação com os animais de controlo com solução salina.

A administração intra-dermal dos óleos essenciais das folhas de Eucalyptus hybrid e das sementes de Seseli indicum aumentou a permeabilidade capilar cutânea quando testada em coelhos tratados com azul de Evan. Este efeito pode ser benéfico na sua provável atividade de cicatrização de feridas.

A aplicação tópica de um extrato aquoso de látex de Euphorbia neriifolia (Nivadung) facilitou a cicatrização de feridas cutâneas produzidas cirurgicamente em cobaias, como evidenciado por um aumento da resistência à tração, do conteúdo de ADN, da epitelização e da angiogénese.

Apenas a suspensão do extrato aquoso em 5% de propilenoglicol da Centenella asiatica, em comparação com os outros extractos (viz. alcoólico, éter de petróleo, clorofórmio, propilenoglicol e extrato glicosídico), promoveu a cicatrização de feridas em feridas abertas induzidas experimentalmente após administração tópica em ratos, como evidenciado pelo aumento do conteúdo de colagénio e da espessura do epitélio. No entanto, Suguna et al, demonstrou que o extrato alcoólico (oral e tópico) de Centenella asiatica melhorou a taxa de cicatrização de feridas em ratos. Sunilkumar et al. demonstraram que a administração tópica do extrato aquoso aumentou a proliferação celular, promoveu a síntese de colagénio no local da ferida, como evidenciado pelo aumento do ADN, da proteína e do conteúdo de colagénio do tecido de granulação e da resistência à tração. A ferida tratada epitelizou-se mais rapidamente e a taxa de contração da ferida foi mais elevada em comparação com o controlo. Entre as várias formulações (pomada, creme e gel) do extrato aquoso, o processo de cicatrização foi melhor com a formulação em gel.

Verificou-se que os extractos de quatro plantas, ou seja, as folhas de Aloe vera, a raiz e a casca da raiz de Aegle marmelos e Moringa oleifera e as folhas de Tridax procumbes promovem a cicatrização de feridas em ratos normais e imunocomprometidos (tratados com esteróides) num modelo de ferida espacial. As plantas aumentaram não só a atividade da lisil oxidase mas também o conteúdo de proteína e ácido nucleico no tecido do granuloma, indicando assim que as plantas provavelmente exercem a sua ação ao nível celular (nuclear). As plantas também aumentaram a resistência à tração do tecido do granuloma, provavelmente em resultado do aumento do teor de glicosaminoglicanos. Assim, as plantas não só aceleraram a cicatrização normal, mas também inverteram a cicatrização deprimida por esteróides. Sunder vati, uma formulação ayurvédica, foi eficaz no tratamento da acne vulgar, como se pode ver pela redução significativa da contagem de lesões em pacientes com esta condição.

Capítulo 10

10. Plantas que actuam no sistema genito-urinário

Verificou-se que o extrato etanólico de Ammannia baccifera (Bhatjambol) é eficaz na redução da formação de cálculos urinários (profilático), bem como na dissolução de cálculos pré-formados (curativo) que foram induzidos pela implantação de discos de zinco nas bexigas urinárias de ratos. Os cálculos formados eram principalmente de fosfato de amónio e magnésio com vestígios de oxalato de cálcio. O tratamento com Ammannia baccifera também reduziu significativamente os níveis de cálcio e magnésio.

Verificou-se que o Lupeol e alguns dos seus derivados derivados de Crateva nurvala (Varun) possuem uma atividade anti-hiperoxalúrica e anti-hipercalciúrica significativa quando testados em ratos contra a hiperoxalúria e a calciúria induzidas pela hidroxiprolina.

Capítulo 11

11. Plantas pró e anti-cinéticas gastro-intestinais

O extrato metanólico dos rizomas de Nelumbo nucifera mostrou uma atividade inibidora significativa contra a diarreia induzida por óleo de rícino e a entero-pooling induzida por PGE2 em ratos. Também mostrou uma redução significativa da motilidade gastrointestinal em ratos, indicando assim a sua eficácia como agente anti-diarreico.

Três formulações de dosagem diferentes (extrato aquoso, pó seco e pó incinerado) de Emblica officinalis (Amalki) foram avaliadas quanto ao seu efeito na motilidade gastrointestinal em diferentes níveis de dose (210, 420 e 840 mg/kg) em ratos. O pó seco e o extrato aquoso mostraram um efeito pró-cinético em todos os 3 níveis de dose. O pó incinerado, em doses mais baixas, mostrou um efeito pró-cinético, enquanto que em doses mais altas, diminuiu a motilidade gastrointestinal.

Capítulo 12

12. Plantas citoprotectoras

12.1. Ulcero-protectores

12.1.1. Úlceras gástricas e duodenais

Os extractos alcoólico, oleorresina e éter de petróleo da folha de Araucaria bidwillii mostraram um grau moderado de atividade ulcero-protetora no modelo de ulceração gástrica em ratos ligados ao piloro.

Os extractos de folhas e sementes de Vernonia lasiopus e Vernonia galamensis tiveram efeitos antiulcerogénicos quando testados utilizando ácido clorídrico ou etanol como agente necrosante em ratos.

O efeito protetor do extrato de água quente de chá preto (Camellia sinensis) foi demonstrado em úlceras induzidas em ratos por vários ulcerogénios (NSAIDs, etanol, reserpina, 5-HT, histamina) e por stress de restrição ao frio 5-HT e histamina. Alterou a atividade ácida e péptica da secreção gástrica.

As quatro plantas sitavirya viz. Satavari (Asparagus racemosus: sumo fresco da raiz, 1250 mg/kg), Yastimadhu (Glycerrhiza glabra: decocção aquosa da raiz, 600 mg/kg), Kutaja (Holorrhena antidysentrica: decocção aquosa da casca, 400 mg/kg) e Aswattha (decocção aquosa da casca, 500 mg/kg) revelaram ter efeitos ulcero-protectores contra úlceras de stress provocadas por restrição de frio durante 2 horas, úlceras gástricas induzidas por ligadura do piloro e úlceras duodenais induzidas por cisteamina em ratos. No entanto, foram ineficazes contra as úlceras gástricas agudas induzidas pela aspirina.

Todos os extractos das sementes de Pongamia pinnata mostraram um efeito anti-ulcerogénico significativo em ratos em jejum. Os extractos de éter de petróleo (PEE), benzeno e etanólico (EE) da raiz da mesma planta mostraram um efeito anti-ulcerogénico significativo no modelo de úlcera de rato ligado ao piloro. O EE, mas não o PEE, diminuiu a secreção de pepsina ácida e aumentou a secreção de muco. O PEE mostrou uma depressão significativa do SNC, tal como mencionado anteriormente, aliviando assim provavelmente a ulceração induzida pelo stress.

A bergenina e a norbergenina, duas isocumarinas, isoladas das folhas e das raízes de Flueggea microcarpa e a luvangetina, uma piranocumarina isolada das sementes de Aegle marmelos Correa, conferiram uma proteção significativa contra as úlceras gástricas induzidas por ligadura do piloro e aspirina em ratos e contra as úlceras gástricas induzidas por contenção pelo frio em ratos e cobaias. Os efeitos gastroprotectores da bergenina e da norbergenina poderiam ser devidos a um aumento da produção de prostaglandinas, tal como demonstrado utilizando incubados da mucosa do cólon humano. Este mecanismo não é responsável pelos efeitos observados da luvangetina, uma vez que esta não afecta a produção de prostaglandinas.

Todos os extractos (éter de petróleo, benzeno, clorofórmio, acetona e etanólico) da folha de Abies pindrow mostraram um efeito ulcero-protetor num modelo de stress de restrição pelo frio devido aos seus efeitos anti-stress. Os extractos continham terpenóides e flavonóides que demonstraram ter um efeito inibidor marcado na PAF. Os flavonóides também demonstraram aumentar a secreção de muco, a síntese de prostaglandinas e o fluxo sanguíneo.

O pré-tratamento com o extrato aquoso de Emblica officinalis protegeu contra as lesões gástricas induzidas pelo etanol e pela contenção pelo frio em ratos (avaliadas pelo método do azul de Evan).

Cauvery 100, uma formulação poli-herbácea, mostrou atividade antiulcerogénica quando testada contra úlceras induzidas por indometacina em ratos. Diminuiu os níveis elevados de hexosamina e de ácido siálico na úlcera para valores normais, aumentou a atividade da pepsina e os níveis gástricos e aumentou a absorção de timidina titulada na zona da úlcera, em comparação com os animais não tratados. Do mesmo modo, outra formulação poli-herbácea, UL-409, demonstrou uma atividade anti-ulcerogénica significativa em três estudos experimentais realizados separadamente por Mitra et al, Vanisree et al e Kulkarni e Goel.

12.1.2. Colite ulcerosa

Gupta et al estudaram o efeito protetor da Boswellia serrata em pacientes que sofrem de colite ulcerosa (grau II e III). As caraterísticas das fezes, juntamente com as alterações histopatológicas, microscópicas de varrimento em biopsias rectais e parâmetros sanguíneos (hemoglobina, ferro sérico, cálcio, fósforo, proteínas, leucócitos totais e eosinófilos) melhoraram após o tratamento com a preparação de resina de goma de Boswellia serrata; os resultados foram semelhantes aos da sulfassalazina.

12.2. Hepato-protectores

Foram publicadas duas revisões que abrangem a maioria dos trabalhos realizados neste domínio. Vaidya et al. fizeram uma revisão dos trabalhos de investigação experimental e clínica relacionados com os efeitos hepatoprotectores de várias formulações disponíveis no mercado indiano. Bhatt e Bhatt não só compilaram a informação disponível sobre os estudos relativos a várias drogas vegetais promissoras da Índia, como também discutiram os problemas e as armadilhas relacionados com esta investigação. Alguns dos agentes que merecem ser mencionados são os seguintes:

A Tinospora cordifolia, uma planta que demonstrou diminuir a fibrose em ratos, induzida por CCl, melhorou significativamente a função suprimida das células de Kupffer noutro modelo de rato de lesão hepática crónica induzida por soro heterólogo. Isto levanta a possibilidade de o efeito anti-fibrótico da Tinospora cordifolia ser mediado pela ativação das células de Kupffer. Quando administrada durante o período pré-operatório a pacientes com iterícia obstrutiva, verificou-se que diminuía a morbilidade e a mortalidade pós-operatórias (devido a sépsis e falha das células hepáticas). Este facto foi associado ao reforço das capacidades fagocíticas e de morte intracelular das células polimorfonucleares. Embora se tenha verificado que a Tinospora cordifolia diminuía significativamente as complicações associadas à descompressão biliar pré-operatória, nomeadamente a sépsis e a imunossupressão, verificou-se que o prognóstico era melhor quando a Tinospora cordifolia era instituída isoladamente no período pré-operatório. Estas descobertas centram-se na necessidade de alterar o protocolo de gestão pré-operatória da iterícia obstrutiva, substituindo o procedimento antigo de descompressão biliar por um imunomodulador.

A base para um melhor prognóstico parece ser a redução da incidência de endotoxemia, tal como revelado pelos estudos no modelo de colestase em ratos, em que se verificou que a Tinospora cordifolia diminui a mortalidade em ratos colestáticos.

Quanto mais precoce for a terapia após a colestase, melhores serão os resultados.

Picroliv é uma preparação normalizada de glicosídeos irioides, picrosídeo-1 e kutkosídeo, obtidos a partir de Picorrhiza kurroa. Tanto o Picroliv como a silimarina, um componente flavolignano das sementes de Silyburn marianum, demonstraram estimular a regeneração do fígado nas fases iniciais quando avaliados em ratos parcialmente hepatectomizados. Ambos os medicamentos aumentaram os níveis de ADN, ARN, proteínas e colesterol.

A administração de Picroliv em ratos após a exposição ao álcool resultou na redução de vários parâmetros bioquímicos do fígado e do soro que estavam elevados com o consumo de álcool. Protegeu contra a toxicidade induzida pelo etanol (40%) em hepatócitos isolados de ratos.

Também demonstrou um efeito hepatoprotector dependente da dose contra os danos hepáticos induzidos pela oxitetraciclina em ratos. O efeito protetor do picroliv contra as lesões hepáticas causadas pela infeção por Plasmodium berghei em Mastomys caucha foi estudado por Ramesh et al. O tratamento com este medicamento inverteu significativamente as alterações do metabolismo lipídico induzidas pelo Plasmodium berghei. Reactivou as enzimas lipolíticas plasmáticas e hepáticas, estimulou a ligação do LDL aos receptores hepáticos e aumentou a excreção fecal de ácidos biliares, resultando assim num regresso das lipoproteínas circulatórias ao normal.

Santra et al, demonstraram que o tratamento com Picrorrhiza kurroa em ratos tratados com tetracloreto de carbono inverteu significativamente a alteração dos níveis séricos de ALT, AST, GSH hepático, tiol total, glucose 6 fosfato desidrogenase (G6PD), catalase e Na+/K+ ATPase ligada à membrana. As lesões histopatológicas do fígado e a peroxidação lipídica também foram significativamente menores nos animais tratados com o medicamento. O provável mecanismo de ação da Picrorrhiza kurroa parece ser o seu efeito como eliminador de radicais livres e inibidor da peroxidação lipídica da membrana plasmática do fígado.

Os diterpenos, andrographolide, andrographiside e neoandrographolide, isolados de Andrographis paniculata demonstraram efeitos anti-oxidantes em ratos tratados com CCl. O neoandrographolide foi tão eficaz como a silimarina no que diz respeito aos seus efeitos na glutationa reduzida, na glutationa 5-transferase, na glutationa peroxidase e na superóxido dismutase e na peroxidação lipídica, ao passo que o andrographiside teve principalmente uma atividade anti-lipoperoxidante. A administração do extrato aquoso de Andrographis paniculata a ratos que sofrem de lesões hepáticas induzidas por hexaclorociclohexano (BHC), que acabam por conduzir à formação de tumores, reduziu significativamente as enzimas elevadas (SGPT, SGOT, fosfatase alcalina) e aumentou a concentração de proteínas reduzidas. Os resultados confirmam a propriedade hepato-protetora da Andrographis paniculata e sugerem o seu provável papel no retardamento da condição tumorigénica hepática.

A administração de Liv-52, uma formulação poli-herbácea, melhorou significativamente o metabolismo do etanol num modelo de rato de administração crónica de álcool. Também preveniu a peroxidação lipídica em lesões hepáticas induzidas por CCl, como se pode ver por uma diminuição significativa do teor de malondialdeído. Verificou-se que tanto o Liv-52 como uma outra formulação Kumaryasava estimulavam as actividades enzimáticas hepáticas deprimidas, como a arginase hepática, a catepsina B, a fosfatase ácida e a ribonuclease na lesão hepática induzida por CCl, indicando que estes medicamentos têm um efeito protetor na atividade enzimática hepática.

Liv. 100 é uma formulação à base de plantas improvisada de Liv52. Num estudo in vitro, a combinação de Liv52 e Liv100 reduziu o efeito de peroxidação do peróxido de hidrogénio em homogenato de fígado de rato. O efeito protetor destes medicamentos foi atribuído ao aumento do fornecimento de glutatião reduzido que inibiu o processo deletério da peroxidação lipídica. Este facto sugeriu o potencial antioxidante da Liv. 52 e Liv. 100. A administração simultânea de Liv-100 com os fármacos antituberculosos, INH, rifampicina e pirazinamida mostrou uma proteção significativa contra os efeitos hepato-tóxicos dos fármacos antituberculosos em ratos.

O efeito hepatoprotector do Jigrine, uma formulação de ervas polifarmacêutica Unani que contém 14 plantas medicinais, foi avaliado em 3 modelos de danos hepáticos induzidos por álcool, tetracloreto de carbono ou paracetamol em ratos. O Jigrine reduziu significativamente o aumento das transaminases séricas, da bilirrubina, do tempo de protrombina e do teor de peróxido de lípidos no fígado e melhorou também os resultados histopatológicos.

Os autores atribuíram o seu efeito hepatoprotector à sua propriedade antioxidante. Outros estudos realizados com o Jigrine pelo mesmo grupo mostraram que este reduzia igualmente os níveis de gama-GTP, de triglicéridos e de peróxidos lipídicos no fígado, confirmando as suas propriedades estabilizadoras das membranas e antioxidantes.

A importância das caraterísticas morfológicas e da época de recolha da matéria-prima pode ser compreendida a partir de um estudo realizado por Rawat et al, no Instituto Nacional de Investigação Botânica. O efeito das estações, da espessura da raiz e das formas de dosagem (aquosa ou em pó) na atividade hepatoprotectora da Boerrhavia diffusa (Punarnava) foi avaliado em ratos intoxicados com tioacetamida. Os resultados mostraram que o extrato aquoso de raízes com um diâmetro de 1-3 cm, colhidas em maio (verão), exibiu uma proteção acentuada, determinada pela avaliação de enzimas séricas, nomeadamente SGOT, SGPT, ACP e ALP, mas não GLDH e bilirrubina. Além disso, os estudos mostraram que a forma aquosa do medicamento tem mais atividade hepatoprotectora do que a forma em pó, provavelmente devido à melhor absorção da forma líquida.

Visweswaram et al. desenvolveram um novo parâmetro não invasivo para o rastreio de medicamentos que possam proteger contra a hepatotoxicidade induzida pelo CCl4 em ratos. Nestes ratos, a excreção urinária de ácido ascórbico é reduzida. A medição da excreção urinária de ácido ascórbico serve assim de parâmetro para o efeito hepatoprotector de um medicamento.

12.3. Pancreato-protectores

O efeito protetor da Emblica officinalis na pancreatite necrosante aguda induzida experimentalmente em cães foi avaliado por Thorat et al; a Emblica officinalis inibiu o aumento da amilase sérica causado pela pancreatite. O exame microscópico mostrou que a lesão das células acinares e a pontuação inflamatória total foram significativamente menores nos cães pré-tratados com Emblica officinalis.

12.4. Mielo-protectores

Withania somnifera preveniu a miosupressão induzida por um ou mais dos três compostos seguintes, ciclofosfamida, azatioprina ou prednisolona, como se pode ver por um aumento significativo da concentração de hemoglobina, das contagens de hemácias e de leucócitos, da contagem de plaquetas e do peso corporal e das respostas dos anticorpos hemolíticos aos eritrócitos humanos.

12.5. Radioprotectores

Verificou-se que a administração oral do grupo de medicamentos Rasayana (da Ayurveda) aumentou significativamente a contagem total de leucócitos, a celularidade da medula óssea, as células assassinas naturais e a citotoxicidade celular dependente de anticorpos em ratos expostos à radiação gama. As rasayanas reduziram a peroxidação lipídica induzida pela radiação no fígado. O extrato metanólico (75%) de Withania somnifera (uma planta pertencente ao grupo de medicamentos Rasayana) aumentou significativamente a contagem de leucócitos em ratinhos Balb/c normais e reduziu a leucopenia induzida pela dose subletal de radiação gama. Também aumentou a celularidade da medula óssea e normalizou o rácio de eritrócitos normocromáticos e policromáticos após a radiação. A Withania somnifera exerce provavelmente os seus efeitos estimulando a proliferação das células estaminais.

Os princípios activos da Withania somnifera, constituídos por concentrações equimolares dos sitoindosídeos VII-X e da withaferina A, induziram um aumento, relacionado com a dose, das actividades da superóxido dismutase, da catalase e do peróxido de glutatião no córtex frontal e no striatum do cérebro de ratos, comparável ao deprenil, um antioxidante conhecido.

A administração oral de anti-oxidantes, nomeadamente curcumina, ácido elágico, bixina e alfa-tocoferol, diminuiu significativamente a hidroxiprolina do colagénio pulmonar e, consequentemente, a fibrose pulmonar em ratos após irradiação de corpo inteiro. Reduziram igualmente a peroxidação lipídica no soro e no fígado e a atividade da superóxido dismutase hepática e aumentaram a atividade da catalase. Diminuem também a frequência de eritrócitos policromáticos micronucleados observados após irradiação de corpo inteiro em ratos.

O extrato aquoso da folha de Ocimum santum foi mais eficaz e menos tóxico, em comparação com o extrato aquoso de etanol, na melhoria da taxa de sobrevivência em ratos, quando administrado intra-peritonealmente antes de uma exposição de corpo inteiro a 11Gy de radiação gama 60 Co. A via intraperitoneal proporcionou a melhor proteção em comparação com as vias intramuscular, intra-venosa ou oral.

12.6. Oculo-protectores

As folhas de Ocimum sanctum atrasaram significativamente o início e a maturação subsequente da catarata em 2 modelos de catarata, isto é, catarata galactosâmica em ratos e catarata de naftalina em coelhos.

12.7. Estabilizadores de membranas

Os extractos de folhas e raízes de Vernonia lasiopus e Vernonia galamensis demonstraram uma proeminente propriedade estabilizadora de membranas in vitro, determinada pela percentagem de inibição da lise de hemácias.

Capítulo 13

13. Plantas que protegem contra o stress oxidativo

13.1. Induzido por luz UV

Sobatum, purificado da planta Solanum trilobatum (Alarka) mostrou uma proteção significativa in vitro contra os danos induzidos pela luz UV por radicais livres na bactéria Salmonella typhimurium. Do mesmo modo, também protegeu contra a produção de superóxido que foi gerado pela reação da riboflavina fotorreduzida e do oxigénio.

13.2. Indução de hidroperóxido de cumeno

Tamra-bhasma, um composto organo-mineral da Ayurveda, mostrou uma proteção significativa contra a peroxidação lipídica induzida pelo hidroperóxido de cumeno e reduziu os níveis de glutatião reduzido e de superóxido dismutase no homogenato de fígado de rato. Também reduziu significativamente os níveis de malondealdeído (MDA). Não foram registadas alterações nos parâmetros bioquímicos e histopatológicos. Os resultados sugeriram, assim, que o tamra bhasma é um potente medicamento anti-oxidante e pode ser utilizado no tratamento da peroxidação lipídica. Do mesmo modo, o Sandhika, um medicamento ayurvédico, foi avaliado in vitro utilizando o mesmo modelo (hidroperóxido de cumeno) e mostrou uma atividade antioxidante significativa.

13.3. Indução de ferro

A propriedade anti-peroxidativa da Nardostachys jatamanasi (Jatamanasi) foi testada in vitro utilizando a peroxidação lipídica induzida pelo ferro em homogenato de fígado de rato. O grau de peroxidação foi quantificado pelo teor de substâncias reactivas ao ácido tiobarbitúrico (TBARS). Tanto o extrato hexânico como o alcoólico proporcionaram proteção contra a peroxidação lipídica (a fração hexânica foi mais potente), sugerindo que a planta tem uma atividade antioxidante.

A rubiadina, uma antraquinona di-hidroxilada, isolada do extrato alcoólico de Rubia cordifolia (manjistha) demonstrou uma propriedade antioxidante significativa, uma vez que impediu a peroxidação lipídica induzida por $FeSO_4$ e t-butil-hidroperóxido (t-BHP) de uma forma dependente da dose. A percentagem de inibição foi maior no caso da peroxidação lipídica induzida por Fe^{2+}. A propriedade anti-oxidante da preparação foi considerada melhor do que a do EDTA, manitol, vitamina E e pbenzoquinona.

O potencial da Bacopa monniera como antioxidante foi estudado por Tripathi et al. O efeito das fracções alcoólica e hexânica da Bacopa monniera na peroxidação lipídica induzida por $FeSO_4$ e hidroperóxido de cumeno foi estudado. A fração alcoólica mostrou uma maior proteção contra ambos os indutores e os resultados foram comparáveis aos de antioxidantes conhecidos, como a vitamina C. O mecanismo de ação provável poderia ser através da quelação de metais ao nível da iniciação e também como um quebrador de cadeias, sugerindo que a Bacopa monniera é um anti-oxidante potente. Verificou-se que as respostas com Bacopa monniera eram dependentes da dose. Em doses baixas, protegeu apenas ligeiramente a auto-oxidação e a oxidação induzida por $FeSO_4$ do glutatião reduzido, mas em concentrações mais elevadas, aumentou a taxa de oxidação.

Capítulo 14

14. Produtos vegetais quimioterapêuticos

As plantas que mostraram efeitos antimicrobianos, antifúngicos, antivirais, antiprotozoários e anti-helmínticos foram descritas nesta secção. Os ensaios padrão foram utilizados por vários investigadores e a maior parte do trabalho foi efectuada in vitro.

14.1. Agentes anti-microbianos:

O Clausenol, um alcaloide carbazol, isolado de um extrato alcoólico da casca do caule de Clausena anisata, revelou-se ativo contra bactérias e fungos gram positivos e gram negativos.

Foram observadas actividades antimicrobianas e antifúngicas substanciais e actividades insecticidas, esporicidas e citotóxicas moderadas com o extrato hexânico da casca do caule de Amona glabra. O fracionamento cromatográfico do caule levou ao isolamento do ácido kaur-16-en-19-oico, que se verificou ser o principal responsável pelas actividades biológicas observadas.

O extrato alcoólico de nozes secas de Semecarpus anacardium (Bhallatak) mostrou atividade bactericida in vitro contra 3 estirpes gram negativas (Escherichia coli, Salmonella typhi e Proteus vulgaris) e 2 estirpes gram positivas (Staphylococcus aureus e Corynebacterium diphtheriae). Estudos posteriores mostraram que os extractos alcoólicos de diferentes partes da planta (folhas, galhos, frutos verdes) também possuem propriedades antibacterianas, especialmente o extrato de folhas. Não foi observado qualquer efeito dermatotóxico (propriedade irritante) no ensaio de irritação da pele do rato.

Não foi observada qualquer atividade antibacteriana com qualquer extrato da raiz ou das sementes de Pongamia pinnata. Os extractos de acetona e alcoólico das folhas de Cassia alata mostraram uma atividade antibacteriana significativa in vitro contra Staphylococcus aureus, Staphylococcus aureus coagulase positiva, Bacillus subtilis, Bacillus cereus, Bacillus stearothermophilus, Escherichia coli, Salmonella typhi e Salmonella dysentriae. Além disso, o extrato alcoólico também inibiu o crescimento de Klebsiella pneumoniae, enquanto o extrato de acetona inibiu o crescimento de Vibrio cholerae.

Devido à falta de difusão ideal e de evaporação da superfície, é geralmente difícil avaliar as propriedades antibacterianas dos óleos aromáticos derivados de plantas utilizando os métodos de difusão em disco e em taça de ágar. Por conseguinte, Agnihotri e Vaidya desenvolveram uma nova abordagem para estudar a propriedade antibacteriana de certas plantas como Eugenia caryophyllus, Thymus vulgaris, Cinnamonum zeylanium e Cuminum cyminum. Os componentes voláteis dos extractos de hexano destas plantas foram testados contra bactérias gram-positivas e gram-negativas padrão cultivadas em placas de ágar e os resultados foram expressos em percentagem de inibição da área das placas. Das 4 plantas selecionadas, Thymus vulgaris teve a atividade antibacteriana mais proeminente.

14.2. Agentes antifúngicos

O extrato etanólico das folhas de Azadirachta indica demonstrou uma atividade antidermatofítica muito mais significativa em comparação com o extrato aquoso, quando testado in vitro contra 88 isolados clínicos de dermatófitos utilizando a técnica de diluição em ágar. O MIC90 do extrato etanólico foi de 100 pg/ml enquanto o do extrato aquoso foi de 500 pg/ml. Verificou-se que quatro fármacos Siddha, nomeadamente Nandhi mezhugh, Parangi pattai choornam, Erasa kenthi mezhugu e Vaan mezhugu (por ordem de eficácia), tinham uma atividade antifúngica significativa quando testados contra 14 estirpes de Candida albicans.

O óleo essencial obtido da erva de Santolina chamaecyparissus mostrou uma atividade antifúngica significativa tanto in vitro (contra 13 estirpes de Candida albicans) como in vivo (candidíase vaginal e sistémica induzida experimentalmente em ratos). Também mostrou atividade contra micoses cutâneas superficiais induzidas experimentalmente em cobaias pelo teste de invasão da raiz do cabelo. A atividade antibacteriana também foi observada, como visto pelos seus efeitos inibitórios sobre o crescimento de Staphylococcus aureus, Bacillus subtitis, Bacillus caerus e Escherichia coli.

Rai analisou 17 plantas medicinais contra o agente patogénico testado, Pestalotiopsis mangiferae, e os resultados revelaram que 14 plantas tinham atividade antimicótica, ao passo que 3 plantas, nomeadamente Argemone mexicana, Caesalpinia bonducella e Casia fistula, aceleraram o crescimento do agente patogénico. A atividade antimicótica máxima foi demonstrada por Eucalyptus globulus (88%) e Catharanthus roseus (88%), seguidos por Ocimum sanctum (85,50%), Azadirachta indica (84,66%), communis (Erand) (75%) e Lawsonia inermis (74,33%), enquanto a atividade mínima foi exibida por Jatropha curcas (10%).

O óleo essencial isolado das folhas de Aegle marmelos exibiu uma atividade antifúngica significativa contra diferentes isolados de fungos e uma inibição de 100% da germinação de esporos de todos os fungos testados quando avaliados utilizando o ensaio de germinação de esporos. Os estudos cinéticos mostraram que a inibição dependia tanto da concentração como do tempo.

Foram isolados quatro compostos de um extrato preparado a partir da casca do fruto de Terminalia belerica, nomeadamente termilignano, tanilignano (ambos lignanos), 7-hidroxi-3',4'-(metilenodioxi) flavona e anolignano B. Todos eles possuem atividade anti-HIV-1, antimalárica e antifúngica demonstrável in vitro.

As xantonas naturais isoladas das cascas do fruto da Garcinia mangostana mostraram uma boa atividade inibidora contra três fungos fitopatogénicos, Fusarium vasinfectum, Alternaria tenuis e Dreschlera oryzae. Foi demonstrado que a substituição dos anéis A e C nos derivados da mangostina obtidos por modifica as bioactividades dos compostos.

Os extractos de éter de petróleo, clorofórmio, acetona e etanol (95%) das folhas de Cassia alata também mostraram uma atividade antifúngica significativa in vitro contra vários fungos, nomeadamente Aspergillus niger, R. japonicum, Candida albicans, C. tropiathis e R. glutinis. Verificou-se que a raiz de Withania somnifera é eficaz no prolongamento da sobrevivência de ratinhos Balb/c infectados por via intravenosa com Apergillus fumigatus. Esta atividade protetora deve-se provavelmente ao aumento observado na fagocitose e na capacidade de morte intracelular dos macrófagos peritoneais induzida pelo tratamento com Withania somnifera, sugerindo assim que a planta tem o potencial de ativar a função dos macrófagos em estados infecciosos.

14.3. Agentes antivirais

Embora os estudos iniciais de Thyagarajan et al. com Phyllanthus amarus tenham mostrado resultados promissores em portadores de hepatite B, estudos posteriores demonstraram que a planta não elimina o antigénio de superfície da hepatite B (HbsAg) em portadores assintomáticos do antigénio.

No entanto, recentemente, num estudo in vitro, o extrato aquoso de Phyllanthus amarus foi incubado com a linha celular Alexandar, uma linha celular derivada do carcinoma hepatocelular humano que tem a propriedade de segregar o antigénio de superfície da hepatite B (HbsAg) no sobrenadante. Os resultados demonstraram que o Phyllanthus amarus foi eficaz na inibição da secreção de HbsAg durante 48 horas, provando assim a sua propriedade anti-hepatite B a nível celular.

A glicirrizina, um glicósido triterpenóide obtido a partir da Glycyrrhiza glabra (Yasthimadhu), foi testada in vitro contra vírus ARN como o vírus Chandripura, o vírus do sarampo, os vírus da vacina contra a poliomielite de tipo 1, 2 e 3, os vírus de tipo selvagem da poliomielite 1, 2 e 3, bem como contra vírus de ADN como os vírus Herpes de tipo 1 e 2. Inibiu a formação de placas de vírus de ADN a concentrações mais baixas (0,608 mM), enquanto os vírus de ARN foram inibidos a concentrações mais elevadas (1,216 mM).

Premanathan et al. realizaram um rastreio in vitro de extractos de plantas de mangue para a atividade do vírus da imunodeficiência. As células MT-4 infectadas com HIV foram incubadas com o extrato e a atividade antiviral foi detectada utilizando um ensaio colorimétrico à base de tetrazólio. Verificou-se que sete extractos eram eficazes, cinco dos quais (casca de Rhizophora mucronata e folhas de Excoecaria agallocha, Ceriops decandra, Rhizophora apiculata, Rhizophora lamarckii) inibiram completamente a adsorção do vírus às células.

14.4. Agentes anti-protozoários

14.4.1. Antimaláricos:

Os extractos etanólico e petrolífero de Artemisia japonica, Artemisia maritimia e Artemisia nilegarica foram testados quanto à atividade anti-malárica, tanto in vivo como in vitro. Os estudos in vivo foram efectuados em
ratinhos Balb/c utilizando o teste de Rane, em que todos os compostos prolongaram o tempo de sobrevivência dos ratinhos. In vitro, todos os 3 compostos inibiram a maturação de esquizontes em estirpes de Plasmodium falciparum sensíveis à cloroquina. Raspas de madeira em forma de bola embebidas em 5% de óleo de Neem (Azadirachta indica) diluído em acetona e colocadas em tanques suspensos de armazenamento de água controlaram a reprodução de Anopheles stephensi e Aedes aegypti em 45 dias. Do mesmo modo, a aplicação de um creme de Azadirachta indica em partes expostas do corpo à taxa de 2,0 gm/pessoa protegeu significativamente contra as picadas de Aedes, Culex e Anopheles musquitoe.

14.4.2. Anti-leishmania:

Verificou-se que o extrato metanólico de Swertia chirata inibe a atividade catalítica da enzima topoisomerase I de Leishmania donovani. Ao submeter o extrato a fracionamento, este produziu 3 glicosídeos secoiridoides, amarogentina, amaroswerina e swerosídeo, dos quais se verificou que a amacogentina era um inibidor potente da topoisomerase I e exercia o seu efeito ao interagir com a enzima, impedindo assim a formação de complexos binários.

14.4.3. Anti-tripanosomial

O extrato etanólico bruto a 50% das flores de Parthenium hysterophorus exibiu atividade tripanocida contra Trypanosoma evansi tanto in vitro como in vivo. A toxicidade foi observada apenas na dose de 1g / kg.

14.5. Agentes anti-helmínticos

14.5.1. Anti-Nematóides

Kumar et al estudaram o mecanismo de ação da palasonina, o princípio ativo das sementes de Butea frondosa, sobre Ascaridia galli. A palasonina inibiu a absorção de glicose e esgotou o teor de glicogénio, pelo que o possível mecanismo da sua ação anti-helmíntica pode estar relacionado com a inibição do metabolismo energético. Verificou-se que os extractos aquoso e alcoólico das folhas de Sencio nudicaulis Buch Ham exercem uma atividade antifilarial quando testados contra Setaria cervi (Nematoda Filarioidea). As concentrações eficazes diferiram entre os extractos aquoso e alcoólico, sugerindo a presença de uma barreira de permeabilidade cuticular. Ambos os extractos demonstraram igualmente uma ação micro-filaricida in vitro. As suas respostas anti-filariais foram semelhantes às da dietilcarbamazina, na medida em que também não bloquearam o efeito estimulante da acetilcolina no verme. Verificou-se que a coadministração de Regulipid, uma formulação à base de plantas, com a terapia de dietilcarbamazina a pacientes que sofrem de filariose diminui a quilúria nesses pacientes.

Mustafa et al injectaram em coelhos os produtos excretores-secretores libertados pelo Setaria cervi adulto, um parasita da filária bovina, para criar anticorpos polivalentes. Estes anticorpos podem ser utilizados para detetar antigénios circulantes no soro por contra-imuno-eletroforese e servir de teste de diagnóstico para a filariose.

14.5.2. Anti-Trematódeo (verme)

O extrato do tubérculo da raiz de Flemingia vestita, uma planta medicinal indígena de Meghalaya, apresentou atividade anti-helmíntica in vitro, contra 2 espécies de vermes, Artyfechinostomum sufrartyfex e Fasciolopsis buski. Causou paralisia em ambas as espécies. As observações estereoscópicas das superfícies tegumentares revelaram o desprendimento da maior parte dos espinhos ou a sua deformação, bem como o enrugamento e a rutura do tegumento geral.

14.5.3. Agentes com atividade moluscicida

A folha, a casca, o bagaço e o óleo de Azadirachta indica e os pesticidas sintéticos derivados da planta demonstraram uma atividade moluscicida dependente da dose e do tempo quando testados contra os caracóis Lymnaea acuminata e Indoplanorbis exustus. O efeito caudal da azadiractina pura foi maior do que o dos moluscicidas sintéticos.

15. Plantas anti-mutagénicas

Punark, uma mistura de extractos solventes de produtos naturais, nomeadamente curcuma (Curcuma longa), folha de bétel (Piper betel) e catechu (Acacia catechu), protegeu contra danos cromossómicos induzidos pelo benzo (a) pireno em linfócitos humanos in vitro. Os extractos alcoólicos de óleo de túbera (TD) e de oleorresina de túbera (TOR) apresentaram um efeito anti-mutagénico in vitro. Também demonstraram um efeito quimioprotector em linfócitos de indivíduos saudáveis normais in vitro quando testados contra danos no ADN induzidos pelo benzo (a) pireno. In vivo, os extractos reduziram os danos no ADN (danos citogenéticos) em células da mucosa oral de pacientes com fibrose submucosa oral.

Verificou-se que os extractos aquoso, oleoso e alcoólico de frutos secos de Semecarpus anacardium eram antimutagénicos quando testados contra o benzo (a) pireno (BZP) no sistema de teste bacteriano utilizando estirpes de Salmonella typhimurium TA98 e TA100. O extrato aquoso foi menos eficaz em comparação com os extractos oleoso e alcoólico. Além disso, os extractos aquoso e alcoólico mostraram um efeito anti-mutagínico quando testados em culturas de linfócitos de voluntários saudáveis normais. O ácido elágico, uma fração isolada da Terminalia arjuna, foi avaliado quanto ao seu potencial anti-mutagénico nas estirpes TA98 e TA100 de Salmonella typhimurium contra mutagénicos de ação direta e indireta. A fração foi bastante eficaz contra o 2AF dependente de S9, enquanto mostrou um efeito moderado contra NPD.

Capítulo 16

16. Plantas anti-cancerígenas

O papel potencial de várias plantas na terapia do cancro, como agente anticancerígeno direto, agente quimiopreventivo, radiossensibilizador ou melhorador da imunidade, é apresentado nos parágrafos seguintes.

A avaliação dos efeitos anticancerígenos in vitro de bioflavonóides, nomeadamente quercelon, catequina, luteolina e rutina, contra linhas celulares de carcinoma humano da laringe (Hep-2) e sarcoma 180 (S-180) mostrou que apenas a luteolina e a quercetina inibiram a proliferação das células. A luteolina causou a depleção de glutatião nas células e um declínio na síntese de ADN, tal como observado por estudos de absorção de H timidina, demonstrando assim o seu potencial anticancerígeno.

O efeito antitumoral do extrato bruto de Centella asiatica, bem como da sua fração parcialmente purificada, foi estudado em sistemas de testes de quimiossensibilidade in vitro a curto e longo prazo e em modelos tumorais in vivo. A fração purificada inibiu a proliferação de linhas celulares transformadas de células tumorais de ascite de Ehrlich e de células tumorais de ascite de linfoma de Dalton de forma mais significativa do que o extrato bruto. Também suprimiu significativamente a multiplicação de células de fibroblastos de pulmão de ratinho em cultura a longo prazo. A administração in vivo de ambos os extractos retardou o desenvolvimento de tumores sólidos e de ascite e aumentou o tempo de vida dos ratinhos portadores de tumores. Os ensaios de incorporação de timidina tritiada, uridina e leucina sugerem que a fração purificada actua diretamente na síntese de ADN.

A fração eluída em metanol do extrato de éter de petróleo da casca da raiz de Salacia oblonga Wall mostrou 100% de citotoxicidade em células tumorais de Ehrlich ascites.

A suspensão de raiz fresca de Janakia arayalpathra exibiu fortes efeitos anti-tumorais em ratos desafiados com células de carcinoma ascítico de Ehrlich (EAC). Prolongou a sobrevivência de todos os ratos e protegeu um número de ratos do crescimento do tumor, provavelmente aumentando a atividade do sistema imunitário.

A withaferina A, uma lactona esteroide isolada das raízes de Withania somnifera, reduziu a sobrevivência das células V79 de uma forma dependente da dose. A aplicabilidade deste fármaco como radiossensibilizador na terapia do cancro precisa de ser explorada.

Banerjee et al, estudaram a influência moduladora do extrato alcoólico de folhas de Ocimum sanctum em vários níveis enzimáticos no fígado, pulmão e estômago do rato. O tratamento oral com o extrato elevou significativamente as actividades das enzimas citocromo P450, citocromo b5, aril-hidrocarboneto hidroxilase e glutatião S-transferase, todas elas importantes na desintoxicação de carcinogéneos e mutagéneos. Além disso, também elevou significativamente a glutationa S-transferase extra-hepática e reduziu os níveis de glutationa no fígado, pulmão e estômago. Estas observações sugerem que o extrato de folha ou os seus princípios activos podem ter um papel potencial na quimioprevenção da carcinogénese química.

Estudos efectuados por Rao et al. mostraram que a pergularinina (PgL) e a tilforinidina (TPD) isoladas de Pergularia pallida são potentemente tóxicas e inibem o crescimento de células de Lactobacillus leichmannii ligando-se à timidilato sintetase.

A ligação levou a uma inibição significativa da atividade da timidilato sintetase, tornando-as potenciais agentes antitumorais. O extrato de éter de petróleo de Hygrophilic spinosa exibiu atividade antitumoral em ratinhos portadores de carcinoma ascítico de Ehlrich e sarcoma 180.

O extrato aquoso de Podophyllum hexandrum, uma erva dos Himalaias, demonstrou efeitos antitumorais significativos quando o fármaco foi testado em ratos da estirpe "A" portadores de tumores sólidos desenvolvidos pelo transplante de células do tumor de ascite de Ehrlich. Foram também observados efeitos radioprotectores quando o medicamento foi administrado a ratinhos antes de uma irradiação letal de corpo inteiro de 10 Gy.

A eficácia quimiopreventiva de Trianthema portulacastrum L.Aizoaceae foi testada em ratos Sprague-Dawley machos. A hepatocarcinogénese foi induzida pelo potente carcinogéneo dietilnitrosoamina (DENA). O tratamento dos ratos com fracções aquosas, etanólicas e clorofórmicas do extrato da planta numa dose de 100 mg/kg uma vez por dia reduziu a incidência, a preponderância numérica, a multiplicidade e a distribuição do tamanho dos nódulos neoplásicos visíveis. A avaliação morfométrica das lesões focais mostrou uma redução do número de focos de células hepáticas alteradas por centímetro quadrado, bem como da área média de cada lesão. A diminuição da percentagem de parênquima hepático ocupado por focos parece sugerir o potencial anti-carcinogénico do extrato da planta na hepatocarcinogénese induzida pelo DENA.

O pré-tratamento com extrato de folhas de Ocimum sanctum seguido da adição de 7,12-dimetilbenz[a]antraceno (DMBA) bloqueou significativamente a formação de aductos DMBA-DNA em culturas primárias de hepatócitos de rato in vitro. A viabilidade das células não foi afetada negativamente pelo extrato.

<h1 style="text-align:center">Capítulo 17</h1>

17. Plantas imunologicamente activas

A modulação da resposta imunitária através da estimulação ou supressão pode ajudar a manter um estado livre de doença. Os agentes que activam os mecanismos de defesa do hospedeiro na presença de uma resposta imunitária deficiente podem constituir uma terapia de apoio à quimioterapia convencional. Upadhyay destacou o potencial terapêutico dos antagonistas imunomoduladores de produtos vegetais. Os autores avaliaram a atividade imunomoduladora das plantas medicinais indianas. Os autores também analisaram os conceitos ayurvédicos de cuidados de saúde preventivos. Foi fornecida uma lista de plantas medicinais ayurvédicas com atividade imunomoduladora que inclui agentes como Withania somnifera, Allium sativum, Azadirachta indica, Piper longum, Asparagus racemosus, Glycyrrhiza glabra, Aloe vera, Gmelina arborea e Tinospora cordifolia.

Thatte e Dahanukar, descreveram como as pistas da descrição de escritos antigos podem levar ao desenvolvimento de novos agentes imunoestimuladores.

As experiências realizadas para comprovar o conceito rasayana da Ayurveda demonstraram que o Asparagus racemosus, a Tinospora cordifolia e a Withania somnifera protegiam os animais contra as infecções em estado normal e imunossuprimido induzidas por hemisplenectomia ou cirurgia. Estas plantas também produziram leucocitose com predominância de neutrofilia e impediram, em graus variáveis, a leucopenia induzida pela ciclofosfomida. Verificou-se que activam o sistema polimorfonuclear e o sistema monócito-macrófago. Apenas as rasayanas que produzem vipaka doce (madhur) (Tinospora cordifolia, Asparagus racemosus, Emblica officinalis,
Terminalia chebula e Withania somnifera) estimulam o sistema reticulo-endotelial, mas não as espécies Acorus calamus, Commiphora mukul e Picorrhiza kurroa, que produzem vipaka amargo (katu).

Entre as rasayanas imunoestimulantes, a Tinospora cordifolia foi amplamente estudada por Dahanukar et al. Verificou-se que ativa as células mononucleares para libertarem citocinas como GMCSF e IL-1 de uma forma dependente da dose. O extrato aquoso integral de Tinospora cordifolia, normalizado por HPTLC, foi avaliado como adjuvante em condições clínicas como iterícia obstrutiva, tuberculose e quimioterapia do cancro, tendo-se verificado que aumenta a eficácia da terapia convencional.

Verificou-se que os princípios activos da Tinospora cordifolia possuem actividades anticomplementares e imunomoduladoras. A siringina (TC-4) e o cordiol (TC-7) inibiram a imunohemólise in vitro de eritrócitos de ovelha revestidos com anticorpos por soro de cobaia através da inibição da C3-convertase da via clássica do complemento. Os compostos também deram origem a aumentos significativos de anticorpos IgG no soro. Tanto a imunidade humoral como a mediada por células foram reforçadas de forma dependente da dose. A ativação de macrófagos foi registada para o cordiosídeo (TC-2), o cordiofoliosídeo A (TC-5) e o cordiol (TC-7) e esta ativação foi mais pronunciada com o aumento dos tempos de incubação.

O efeito de Asparagus racemosus, Tinospora cordifolia, Withania somnifera e Picorrhiza kurroa na função de macrófagos obtidos de ratinhos tratados com o

carcinogéneo ocratoxina (OTA) foi avaliado por Dhuley. O tratamento com estas plantas atenuou significativamente a supressão da atividade quimiotáctica induzida pela OTA, bem como a produção de IL-1 e TNF-a pelos macrófagos. Além disso,
A Withania somnifera potenciou a quimiotaxia dos macrófagos e o Asparagus racemosus induziu uma produção excessiva de TNF-a em comparação com os controlos.

Ray et al demonstraram que os ratos imunizados com ovalbumina tratados com extrato de folhas de Azadirachta indica tinham níveis mais elevados de IgG e IgM e títulos de anticorpos anti-ovalbumina em comparação com o controlo (resposta humoral). A Azadirachta indica também induziu uma resposta mediada por células, como se pode ver pelo aumento da inibição da migração de macrófagos e da espessura das patas. Estas descobertas foram apoiadas por Ansari et al, que descobriram que a Azadirachta indica potenciava os títulos de anticorpos após a imunização com o antigénio H. da febre tifoide e induzia hipersensibilidade retardada após a administração de tuberculina e DNCB a animais. Em voluntários humanos, estimulou a imunidade humoral ao aumentar os níveis de anticorpos e a imunidade mediada por células ao aumentar a contagem total de linfócitos e células T em 21 dias.

O pré-tratamento oral com extrato de folhas de Azadirachta indica inverteu o efeito inibitório do stress de restrição na formação de títulos de anticorpos anti-células vermelhas de ovelha em ratos imunizados com células vermelhas de ovelha e também o aumento da espessura da almofada da pata. Reverteu a supressão da resposta de anticorpos induzida pelo DDT e a inibição da migração de leucócitos em ratos imunizados com toxoide do tétano. O stress de restrição juntamente com a administração de DDT em doses sublimiares resultou numa inibição da resposta imunitária. A Azadirachta indica atenuou a imunotoxicidade de factores de stress ambientais e xenobióticos.
Verificou-se que a suspensão da raiz de Janakia arayalpathra tem propriedades imunoestimuladoras em ratos. Estimulou um aumento nos títulos de anticorpos humorais e também de células do baço secretoras de anticorpos no ensaio de células formadoras de placas após imunização com eritrócitos de ovelha. Também aumentou o número de macrófagos peritoneais e produziu um aumento da reação de hipersensibilidade retardada em ratos.

A fração alcaloide da Boerrhiva diffusa restaurou significativamente a resposta humoral suprimida em ratos stressados, tal como observado por Mungantiwar et al, em que a Boerrhiva diffusa aumentou os títulos de anticorpos suprimidos após a imunização com hemácias de ovelha em ratos sujeitos a stress de restrição. Também reverteu significativamente o nível de cortisol adrenal esgotado e o nível elevado de cortisol plasmático nos ratos stressados, parecendo assim ter um efeito poupador de corticosteróides no stress experimental.

Foi demonstrado que o Immune-21, um produto natural à base de plantas, apresenta uma atividade imunopotenciadora e imunoprofilática significativa, tanto in vitro como in vivo.

Capítulo 18

18. Adaptogénios

Adaptogénio é um termo utilizado para descrever agentes que aumentam a resistência não específica dos organismos contra uma variedade de factores de stress. Uma revisão recente sobre os adaptogénios descreve os desenvolvimentos que estão a ocorrer neste domínio e os problemas associados à avaliação dos adaptogénios.

Numa série de experiências, os extractos aquosos padronizados integrais de Tinospora cordifolia, Asparagus racemosus, Emblica officinalis, Withania somnifera, Piper longum e Terminalia chebula foram administrados por via oral a animais experimentais, numa dose extrapolada da dose humana. Estes animais foram expostos a uma variedade de factores de stress biológicos, físicos e químicos. Verificou-se que as plantas ofereciam proteção contra estes factores de stress. Todas as plantas inverteram os efeitos da cisplatina no esvaziamento gástrico, enquanto que a Tinospora cordifolia e o Asparagus racemosus normalizaram igualmente a hipermotilidade intestinal induzida pela cisplatina, correspondendo à definição de adaptogénio. Foram considerados seguros nos estudos de toxicidade aguda e subaguda. Todos eles produziram uma imunoestimulação. O tipo de extrato (o extrato metanólico de Withania somnifera foi mais ativo) e o tempo de administração (os melhores efeitos só foram observados se administrado como pré-tratamento) também influenciaram os efeitos. Destas plantas, a Emblica officinalis reforçou os mecanismos de defesa contra os danos provocados pelos radicais livres durante o stress. O efeito da Emblica officinalis parece depender da capacidade dos tecidos-alvo de sintetizar prostaglandinas. Por outro lado, o efeito gastroprotector da Tinospora cordifolia foi provavelmente mediado por um mecanismo predominantemente imunoestimulante, uma vez que se verificou que a proteção desaparece com o bloqueio da função dos macrófagos.

Em ratos normais, doses elevadas de Tinospora cordifolia aumentaram significativamente a apoptose nas células da medula óssea. As doses terapêuticas (100-200 mg/kg) não tiveram esse efeito. No entanto, com as mesmas doses terapêuticas, induziu a apoptose nas células malignas, mas protegeu a medula óssea normal da apoptose induzida pela ciclofosfamida. Este efeito variável da Tinospora cordifolia (aumento ou diminuição da apoptose) em função do stressor (cancro ou ciclofosfamida) e do tipo de célula (S-180 ou células da medula óssea) sugere o seu verdadeiro potencial de adaptogene. É ainda interessante notar que a Tinospora cordifolia aumenta as fracções proliferativas da medula óssea nas doses de 100 e 200 mg/kg, provocando assim uma leucocitose. Se a dose for aumentada, observa-se apoptose e a leucocitose é atenuada. Este aparente paradoxo pode dever-se aos seus efeitos sobre o c-myc, um gene que provoca tanto a proliferação como induz a apoptose, dependendo do ambiente.

Assim, é interessante colocar a hipótese de a Tinospora cordifolia poder estar a produzir alguns dos seus efeitos através da ativação do c-myc e induzir uma adaptação "genotípica". O Ocimum sanctum, conhecido pelas suas propriedades anti-stress, foi recentemente estudado por Sembulingam et al, pelos seus efeitos anti-stress contra um tipo diferente de stress, ou seja, a poluição sonora, em ratos. O extrato etanólico de Ocimum sanctum inverteu as alterações nos níveis plasmáticos de corticosterona induzidas pela exposição ao stress sonoro agudo e crónico, indicando a propriedade anti-stress da planta contra o ruído. Foram publicados estudos na literatura para explorar os possíveis mecanismos responsáveis pelo efeito adaptogénico. Por exemplo, o Panax ginseng não modificou os níveis cerebrais e hipotalâmicos de 5HT em ratos sem stress, mas atenuou a elevação dos níveis de 5HT induzida pelo stress de restrição.

Capítulo 19

19. Nutracêutica

Este é um domínio emergente da terapia. À medida que nos aproximamos do final deste milénio, cada vez mais pessoas se preocupam com a saúde e procuram substâncias dietéticas para efeitos preventivos ou curativos. O apoio científico a esta linha de pensamento é descrito nos parágrafos seguintes.

19.1. Espinafres da Índia (Beta vulgaris)

O consumo alimentar de vegetais verdes tem sido associado à proteção contra a atividade mutagénica e clastogénica dos genotóxicos. A clorofila, presente em todos os vegetais verdes, foi sugerida como sendo o principal fator envolvido. Sarkar et al, compararam os efeitos clastogénicos ou anticlastogénicos do extrato aquoso bruto da folha de espinafre indiano (Beta vulgaris L. var. benghalensis Hort.) e quantidades equivalentes de clorofila extraída da folha, clorofila purificada e clorofilina (um derivado de cobre e sódio). Após o tratamento durante 7 dias, os ratos receberam dicromato de potássio, um clastogénio metálico conhecido, e foram sacrificados 24 horas mais tarde. Os pontos finais citogenéticos foram aberrações cromossómicas e células danificadas. Os resultados mostraram que tanto o extrato bruto da folha como a clorofilina não eram clastogénicos e reduziam os efeitos clastogénicos do dicromato de potássio. No entanto, a clorofila foi clastogénica. O efeito protetor do extrato bruto de folhas foi atribuído ao efeito total da interação entre os diferentes componentes do extrato de folhas, neutralizando assim os efeitos clastogénicos da clorofila.

19.2. Karela (Momordia charantia)

A substituição do óleo de amendoim por palmoleína em dietas lactovegetarianas à base de cereais fornece cerca de 30% das calorias totais de gordura, duplica os ácidos gordos saturados e reduz para metade o teor de ácido linoleico. A atividade hipoglicémica do extrato alcoólico da polpa de Momordia charantia (Karela) foi avaliada em 3 modelos experimentais de diabetes. No modelo de rato com glucose normal, diminuiu a glucose plasmática, o que não foi acompanhado por um aumento da secreção de insulina. Não foi encontrada qualquer evidência de taquifilaxia aos seus efeitos em doses repetidas. Em ratos diabéticos induzidos por estreptozotocina, melhorou a tolerância à glicose e reduziu significativamente a glicose plasmática. O extrato também aumentou a taxa de síntese de glicogénio a partir de[14] C- glucose em 4-5 vezes no fígado de ratos normais. Todos os resultados sugerem que o mecanismo de ação da Momordia charantia pode ser parcialmente atribuído a um aumento da utilização da glicose no fígado e não a um efeito de secreção de insulina.

19.3 Óleos alimentares

Ghafoorunissa et al estudaram os efeitos da substituição do óleo de palmoleína pelo óleo de amendoim em factores de risco cardiovascular selecionados e nas funções membranares em indivíduos de meia-idade. Os efeitos foram essencialmente semelhantes em ambos os regimes de tratamento. Este estudo indica que o óleo de palma pode não produzir os efeitos deletérios associados aos ácidos gordos saturados. O autor explicou ainda que os tocolos presentes no óleo de palma são anti-oxidantes biológicos naturais e podem, portanto, aumentar o potencial anti-oxidante das dietas indianas. Além disso, o óleo de palma vermelho é a fonte natural mais rica em carotenos (especialmente beta-caroteno), que são poderosos anti-oxidantes biológicos e, por conseguinte, o óleo de palma vermelho pode ser utilizado para prevenir a deficiência de vitamina A, que é generalizada na Índia.

Um estudo conduzido por Kumar excluiu a associação do aumento da incidência de doenças coronárias com o elevado consumo de coco e de óleo de coco em Kerala. Desde o seu consumo de coco e de óleo de coco e de gorduras saturadas, verificou que os dois grupos não diferiam em 32 doentes com CHD e em 16 controlos saudáveis, com a mesma idade e sexo.

19.4. Açafrão-da-terra (Curcuma longa)

A curcumina (de Curcuma longa) protegeu contra a diminuição da frequência cardíaca e da pressão sanguínea e contra as alterações bioquímicas no coração de gatos após a ligadura da artéria coronária. Também impediu a elevação do teor de MDA e a libertação de lactato desidrogenase na zona isquémica. No entanto, não impediu o aumento de

A atividade da mieloperoxidase, indicando que a curcumina protege contra as alterações induzidas pela isquémia, aumentando os mecanismos de defesa antioxidante. Deshpande et al. demonstraram que tanto o pré-tratamento como o tratamento concomitante de extrato de curcuma em ratos tratados com CCl4 provocaram uma redução do colesterol, da bilirrubina, do SGOT, do SGPT e da atividade da fosfatase alcalina; o tratamento concomitante oferece uma proteção mais significativa.

A atividade anti-mutagénica da curcumina já foi descrita na secção "Plantas anti-mutagénicas".

19.5. Feno-grego (Trigonella foenum graecum)

A administração de formas em pó não torradas e torradas de sementes de Trigonella foenum graecum (feno-grego) a ratos diabéticos induzidos por aloxana produziu uma queda significativa em vários lípidos séricos como o colesterol total, o colesterol LDL e VLDL e os triglicéridos em ratos normais e, além disso, aumentou o colesterol HDL em ratos diabéticos.

19.6. Folha de caril (Murraya Koenigii) e mostarda (Brassica juncea)

A folha inteira de caril (Murraya Koenigii) e a mostarda (Brassica juncea) dadas a ratos em doses iguais à ingestão humana normal não causaram qualquer efeito adverso no rácio de eficiência alimentar, parâmetros hematológicos, testes de função hepática e renal, nível de fibrina e hemoglobina glicosilada. Não foram observadas alterações histopatológicas no fígado. Ambas as plantas mostraram uma ação hipoglicémica significativa em ratos. Verificou-se um aumento da concentração de glicogénio hepático e da glicogénese e uma diminuição da glicogenólise e da gluconeogénese.

O estado da peroxidação lipídica foi investigado em ratos alimentados com Murraya Koenigii e Brassica juncea. A concentração de malondialdeído mostrou uma diminuição significativa, enquanto os hidroperóxidos e os dienos conjugados aumentaram significativamente no fígado e no coração de ambos os grupos experimentais. Verificou-se que a atividade da superóxido dismutase e da catalase aumentou no fígado e no coração de ambos os grupos administrados com especiarias. Os níveis de glutatião no fígado, coração e rim diminuíram nos ratos que receberam estas espécies. A atividade da glutationa redutase, da glutationa peroxidase e da glutationa S-transferase mostrou um aumento acentuado no grupo experimental em comparação com os controlos.

19.7. Folha de hortelã (Mentha spicata)

Foi demonstrado que a folha de hortelã tem um efeito estimulante significativo na atividade da lipase do pâncreas e da mucosa intestinal em ratos. Também estimulou a atividade da amilase intestinal. No entanto, não teve qualquer efeito na secreção biliar e na sua composição.

19.8. Cebola (Allium cepa)

Augusti, na sua revisão sobre os valores terapêuticos da cebola (Allium cepa) e do alho (Allium sativum), discutiu a presença de muitos princípios activos contendo enxofre, principalmente sob a forma de derivados de cisteína na cebola e no alho, que são responsáveis por várias actividades biológicas, tais como antidiabética, antibiótica, hipocolesterolémica e fibrinolítica.

19.9. Alho (Allium sativum)

O sulfóxido de S-alilcisteína, isolado do alho (Allium sativum), demonstrou ser tão ativo como o gugulipídeo no controlo da hipercolesterolemia, da obesidade e da perturbação das actividades enzimáticas em ratos alimentados com dieta de colesterol. Os efeitos benéficos devem-se, em parte, aos seus efeitos inibidores nas transaminases, na fosfatase alcalina, nas enzimas lipogénicas e na HMG CoA redutase e, em parte, aos efeitos estimulantes nas enzimas lipolíticas lecitincolesterol acil transferase plasmáticas e na excreção fecal de esteróis e ácidos biliares. Outros estudos realizados por estes autores mostraram que o tratamento também inverteu a peroxidação lipídica e a diminuição dos níveis de glutatião reduzido, das actividades da superóxido dismutase e da catalase em ratos alimentados com colesterol.

O óleo de alho estimulou a atividade da lipase apenas na mucosa intestinal e reduziu as actividades da tripsina e da quimotripsina pancreáticas. Tal como a hortelã, o alho também não mostrou qualquer efeito na secreção e composição da bílis. A dieta proteica com alho ou a administração diária de óleo de alho a ratos alimentados com colesterol a 2% controlou significativamente o aumento dos glicosaminoglicanos sulfatados no coração e na aorta. No entanto, o nível de ácido hialurónico aumentou. A UDPG desidrogenase diminuiu e várias enzimas de degradação aumentaram na aorta aquando do tratamento. No fígado, o efeito do tratamento foi exatamente o inverso. A elevada percentagem de cisteína na proteína do alho e o grupo dissulfureto reativo no óleo podem ser responsáveis pelos seus efeitos benéficos.

Tanto a proteína de alho (16% da dieta) como o óleo de alho (100 mg/kg/dia) apresentaram efeitos significativos de redução dos lípidos em ratos alimentados com uma dieta de colesterol. A ação hipolipidémica deve-se principalmente a uma diminuição da colesterogénese hepática nos ratos tratados. Embora o óleo de alho tenha sido considerado mais eficaz, a proteína de alho é mais palatável e não tem um cheiro desagradável.

A administração de proteínas hidrossolúveis de alho a ratos alimentados com álcool provocou um aumento significativo da atividade antiperóxidos e uma diminuição da atividade da glutationa peroxidase e da glutationa S-transferase.

19.10. Gengibre (Zingiber officinalis)

Os extractos de acetona e alcoólico a 50% de Zingiber officinalis (gengibre) exibiram uma atividade antiemética significativa, sendo o extrato de acetona mais eficaz do que o extrato etanólico contra a emese induzida por 3 mg/kg de cisplatina em cães mestiços saudáveis. Estes resultados sugerem que o gengibre pode ser um adjuvante antiemético eficaz e barato da quimioterapia contra o cancro.

19.11. Noz-moscada (Myristica fragrans)

A administração do extrato de sementes de Myristica fragrans (noz-moscada) a coelhos hipercolesterolémicos reduziu o colesterol total e o colesterol LDL, diminuiu a relação colesterol/fosfolípidos e elevou significativamente a relação HDL diminuída. Este extrato também impediu a acumulação de colesterol, fosfolípidos e triglicéridos no fígado, no coração e na aorta e dissolveu as placas ateromatosas da aorta. A excreção fecal de colesterol e fosfolípidos aumentou significativamente nestes coelhos.

O extrato etanólico de Myristica fragrans demonstrou efeitos hipolipidémicos significativos na hiperlipidemia induzida experimentalmente em coelhos. Reduziu os níveis lipídicos das lipoproteínas, o colesterol total, o colesterol LDL e os triglicéridos. O colesterol HDL não foi significativamente afetado. Os rácios colesterol total: HDL e LDL: HDL foram também significativamente reduzidos. Reduziu o nível de colesterol total no coração e no fígado e demonstrou atividade antiagregante plaquetária.

19.12. Piperina (Piper nigrum e Piper longum)

A piperina, [1-[5-[1,3-benzodioxol-5-il]-1-oxo-2,4, pentadienil] piperidina], um alcaloide pungente presente na Piper nigrum Linn e na Piper longum Linn. Foi demonstrado que aumenta a biodisponibilidade de vários fármacos estruturalmente e terapeuticamente diversos. Os dados obtidos a partir de estudos de sacos evertidos intestinais sugerem que a piperina é absorvida muito rapidamente através da barreira intestinal através da via transcelular. Pode atuar como uma molécula apolar e formar complexos apolares com fármacos e solutos. Pode modular a dinâmica da membrana devido à sua fácil partição, ajudando assim a uma permeabilidade eficiente através das barreiras.

No entanto, noutro estudo, verificou-se que o Trikatu, uma combinação de Piper longum, Piper nigrum e Zingiber officinalis, diminuía a biodisponibilidade da isoniazida em coelhos, medida pela alteração dos níveis do pico de concentração plasmática (C_{max}) e da área sob a curva (AUC).

19.13. Folha de bétel (Piper betle)

A influência de duas variedades de folhas de bétel (Piper betle Linn.), nomeadamente, a pungente Mysore e a não pungente Ambadi, foi examinada nas enzimas digestivas do pâncreas e da mucosa intestinal e na secreção biliar em ratos experimentais. Os resultados indicaram que, embora estas folhas de bétel não influenciem a secreção e a composição da bílis, têm uma influência estimuladora significativa na atividade da lipase pancreática. A variedade Ambadi da folha de bétel tem uma influência estimuladora positiva sobre as enzimas digestivas intestinais, especialmente a lipase, a amilase e as dissacaridases, ao passo que se observou uma ligeira diminuição da atividade destas enzimas intestinais quando se administrou a variedade Mysore da folha de bétel. Esta última variedade também teve um efeito negativo na amilase pancreática. Além disso, ambas as variedades de folhas de bétel mostraram uma influência decrescente nas actividades pancreáticas da tripsina e da quimotripsina. O potencial anti-mutagénico já foi descrito anteriormente neste capítulo.

19.14. Mowrah (Madhuca latifolia)

As sementes de Mowrah (Madhuca latifolia) são utilizadas como alimento para animais, uma vez que produzem 40-50% de gordura comestível e a farinha contém saponinas, para além de proteínas e um elevado nível de hidratos de carbono. No entanto, verificou-se que as sementes são tóxicas quando administradas a ratos jovens e adultos em níveis de 10 a 40% na dieta. Os animais mostraram uma inibição acentuada da ingestão de alimentos e perda de peso corporal, resultando em mortalidade.

REFERÊNCIAS

Afanselv IB, Dorozhko AI, Bordskii AV (1989). Mecanismos de quelação e de eliminação de radicais livres da ação inibidora da rutina e da quercetina na peroxidação lipídica. Biochem Pharmacol.38, 17631769.

Aqil F, Ahmed I, Mehmood Z. Propriedades antioxidantes e de eliminação de radicais livres de doze plantas medicinais indianas tradicionalmente utilizadas. Turk J Biol 30: 177-183, 2006.

Arulsevan P, Subramanian SP. Efeitos benéficos das folhas de *Murraya koenigii* no sistema de defesa antioxidante e alterações ultra-estruturais das células beta pancreáticas na diabetes experimental em ratos. Chem Biol Interact. 2006; 165: 155-164.

Akizawa T, Uratani T, Matsukawa M, Kunimatsu A, Ito Y, Itoh M, Oshiba Y, Yamada M & Seiki M (1999) Ann N Y Acad Sci 878, 622-624

Agbor AG, Ngogang YJ (2005).Toxicidade de preparações à base de plantas.Cam.J.Ethnobot.1, 23-28.

Braca A, Sortino C, Politi M et al. Anti-oxidant activity of flavonoids from Licania licaniaeflora. J Ethnopharmacol 79: 379- 381, 2002.

Benzie I F F & Strain J J (1996) Anal Biochem 239, 70-76 3 Glazer A N (1990) Methods Enzymol 186, 161-168

Bors W, Saran M, Elstner EF. Rastreio de anti-oxidantes vegetais. In: Linskens HF, Jackson JF. eds. Modern Methods of Plant Analysis-Plant Toxin Analysis-New Series, Vol 13. Springer, Berlim; 1992: pp. 277-295.

Chevalier. The encyclopedia of medicinal plants. Londres: Dorling Kindersley Publisher, Londres. 1996.

Cao G & Prior R L (1998) Clin Chem 44, 1309-1315

Chaudhry NM, Tariq P. Bactericidal activity of black pepper, bay leaf, aniseed and coriander against oral isolates. Pak J Pharm Sci 19: 214-218, 2006.

Choi EM, Hwang JK. Efeito de algumas plantas medicinais no sistema antioxidante do plasma e nos níveis de lípidos em ratos. Phytother Res 19: 382- 386, 2005.

Dorman HJ, Deans SG. Antimicrobial agents from plants: antibacterial activity of plant volatile oils. J Appl Microbiol 88:308-316, 2000.

Desai S A, Mani U V & Iyer U M (2002) Int J Diab Dev Ctries 22, 91-99

Devasagayam TPA, Tilak JC, Boloor KK et al. Revisão: Radicais livres e antioxidantes na saúde humana. Curr Stat Fut Pros JAPI 53: 794-804, 2004.

Dormandy JA, Hoare E, Colley J, Arrowsmith DE, Dormandy TL. Achados clínicos, hemodinâmicos, reológicos e bioquímicos em 126 pacientes com claudicação intermitente. Med Br J. 1973; Dec 8:576-581.

Duh PD, Tu YY, Yen GC. Atividade antioxidante do extrato aquoso de Harnjyur (Chrysanthemum morifolium Ramat). Lebensmwiss Technol. 1999; 32: 269-277.

Erickson J A, Cousin R, Wu J T, & Ashwood E R (2003) Clin Chem 49, 970-972

Frankel E. Nutritional benefits of flavonoids, Conferência internacional sobre factores alimentares: Chemistry and Cancer Prevention. Hamamstu, Japão Resumos 1995; C6-2.

Ghoshol AK, Porta AK, Hartroft WS. O papel da lipoperoxidação na patogénese de fígados gordos induzidos por envenenamento por fósforo em ratos. Pathol Am J. 1969; 54: 275-291.

Gulcin I. The antioxidant and radical scavenging activities of black pepper seeds. Int J Food Sci Nutr 56: 491-499, 2005.

Graham HN. Green tea composition, consumption, and polyphenol chemistry (Composição, consumo e química dos polifenóis do chá verde). Prev Med 21: 334-350, 1992.

Gerasimova N S, Steldova I V & Tuuminen T (1989) Clin Chem 35, 2112-2115

Glavind J, Hartmann S, Clemmesen J, Jessen KE, Dan H. Studies on the role of lipoperoxides in human pathology. Ata path, microbiol, scand, 1952; 30: 1-6.

Haugaard N. Cellular mechanisms of oxygen toxicity, Physiol. Rev. 1968; 48: 311-373.

Harman D. O processo de envelhecimento. Proc Natl Acad Sci, USA 1981; 78: 7124-7128.

Harman D. Prolongamento da vida: papel das reacções dos radicais livres no envelhecimento. Geriatr Soc. J Am 1969; 17: 721-735.

Halliwell B e Gutteridge JMC (1990). Role of free-radicals and catalitic metal ions in human disease: an overview. Methods Enzymol. 186: 1- 85.

Hatano T, Edamatsu R, Mori A, Fujita Y, Yasuhara E (1989).Efeitos dos taninos e polifenóis relacionados no radical anião superóxido e no 1,1 difenil-2-picril hidrazil.Chem. Pharm. Bull.37, 2016-23.

Hussain SR, Cillard J, Cillard P (1987). Atividade de eliminação do radical hidroxilo dos flavonóides: Phytochemistry.26, 2489-91.

Jun M, Tohru U, Jianzhang L, Takeshi F (2004). Identificação e avaliação das actividades antioxidantes dos extractos de bambu. For Stud China, 6: 1-5.

Khan BA, Abraham A, Leelamma S. Antioxidant effects of curry leaf, Murraya koenigii and mustard seeds, Brassica juncea in rats fed with high fat diet. Indian J. Exp. Biol. 1997; 35(2): 148150.

Kong YC, Ng KH, Mas PP, Li Q, Yu SX, Zhang HT, Cheng KF, Soejarto DD, Kan WS, Waterman PG. Fontes do alcaloide anti-implantação yuehchukene no género Murraya. Journal of Ethanopharmacology 1986; 15: 195-200.

Kesari N, Gupta RK, Watal G. Hypoglycemic effects of *Murraya koenigii* on normal and alloxan-diabetic rabbits. Journal of Ethnopharmacology 2005; 97: 247- 251.

Kulkarni RD. Principles of Pharmacology in Ayurveda: Ram Sangam Graphics, Mumbai, India, 1997.

Karthikeyan J, Rani P. Enzymatic and non-enzymatic antioxidants in selected Piper species (Antioxidantes enzimáticos e não enzimáticos em espécies selecionadas de Piper). Indian J Exp Biol 41: 135-140, 2003.

Kahkonen MP, Hopia AI, Vuorela HJ, Rauha JP, Pihlaja K, Kujala TS e Heinonen M (1999). Antioxidant activity of plant extracts containing phenolic compounds. J. Agric. Food Chem.47:3954-3962.

Lai LS, Chou ST, eta l., (2001). Estudos sobre as actividades antioxidativas da goma da folha de Hsiantsao (Mesona procumbens.Hemsl.). *J.Agric. Food Chem.*, 49: 963-968.

Lewis S E, Boyle P M, Mckinney K A, Young I S & Thompson W (1995) Fertil Steril 64, 868-870

Lee J, Koo N, Min DB. Reactive oxygen species, aging and antioxidative neutraceuticals. Comp Rev Food Sci Food Safety 3: 21-33, 2004.

Matsuda H, Kawaguchi Y, Yamazaki M et al. Estimulação da melanogénese em células de melanoma B16 murino pelo extrato de folha de Piper nigrum e os seus constituintes lignanos. Biol Pharm Bull 27: 16111616, 2004.

Mensor LL, Meneze FS, Leitao et al., (2001). Triagem de extratos de plantas brasileiras quanto à atividade antioxidante pelo método do radical livre DPPH. Phytother.Res.15, 127-130.

Mallick CP e Singh MB (1980). Plant enzymology and Histoenzymology (eds), Kalyani Publishers, New Delhi, pp.286.

Miller N J, Rice-Evans C, Davies M J, Gopinathan V & Milner A (1993) Clin Sci 84, 407-412

Nair S, Nagar R, Gupta R. Antioxidant phenolics and flavonoids in common Indian foods. J Assoc Physicians (India) 46: 708710, 1998.

Nakatani N. Phenolic antioxidants from herbs and spices (antioxidantes fenólicos de ervas e especiarias). Biofactores. 2000; 13:141-146.

Niwa Y, Sakane T, Miyachi Y, Ozaki M. Microbiol Clin J 1984; 20: 837-842.

Pourmorad F, Hosseinimehr HJ, Shahabimajd N. Atividade antioxidante, fenóis, conteúdo de flavonóides de algumas plantas medicinais iranianas selecionadas. Afr. J. Biotechnol. 2006; 5: 1142-1145.

Park IK, Lee SG, Shin SC et al. Atividade larvicida de isobutilamidas identificadas em frutos de Piper nigrum contra três espécies de mosquitos. J Agric Food Chem 50: 1866-1870, 2002.

Proestos C, Boziaris, I. S., Nychas, GJ E e Komaitis M (2006). Análise de f lavonoides e ácidos fenólicos em plantas aromáticas gregas: investigação da sua capacidade antioxidante e atividade antimicrobiana. Food Chem. 95: 664-67.

Raja Sudarajan N, Ahamad H, Kumar V. Cytisus scoparius Link- A natural antioxidant. 2006; 6: 1-7.

Ryle PR. Radicais livres, peroxidação lipídica e hepatotoxicidade do etanol. Lancet 1984; 2:461-467.

Rimbach G, Fuchs J, Packer L (2005). Aplicação de ferramentas nutrigenómicas para analisar o papel dos oxidantes e antioxidantes na expressão genética. In: Rimbach G, Fuchs J, Packer L (eds.), Nutrigenomics, Taylor and Francis Boca Raton Publishers, FL, EUA, pp. 1-12.

Roja G e Rao PS (2000). Compostos anticancerígenos de culturas de tecidos de plantas medicinais. J.Herbs.Spices.Med.Plants. 7, 71102.

Reddy K S, Prabhakaran D, Chaturvedi V, Jeemon P, Thankappan K R, Ramakrishnan L, Mohan B V M, Pandav C S, Ahmed F U, Joshi P P, Meera R, Amin R B, Ahuja R C, Das M S & Jaison T M em nome do Grupo de Estudo do Sistema de Vigilância Sentinela para a População Industrial Indiana (2006) Bull World Hlth Organ 84, 461-469

Roussel A, Hininger I, Benaraba R, Ziegenfuss Tim N, Anderson RA. Antioxidant Effects of a Cinnamon Extract in People with Impaired Fasting Glucose That Are Overweight or Obese (Efeitos Antioxidantes de um Extrato de Canela em Pessoas com Glicose em Jejum Defeituosa com Excesso de Peso ou Obesas). J Am Coll Nutr 2009; 28(1):16-21.

Shah M, Panchal M. Revista Internacional de Ciências Farmacêuticas: Revisão e Investigação 2010; 5(3): 141.

Schuler P. Natural antioxidants exploited commercially, In Food Antioxidants, Hudson BJF (ed.). Elsevier, Londres, 1990, 99-170.

Sivarajan VV, Balachandran I. Ayurvedic drugs and their plant sources. Oxford e IBH Publishing Co. Ltd. Nova Deli, 1994, pp. 199.

Tappel L. Os nutrientes antioxidantes retardarão o processo de envelhecimento? Geriatria 1968; 23: 97-105.

Tee ES, Lim CL. Carotenoid composition and content of Malaysian vegetables and fruits by the AOAC and HPLC methods. Food Chemistry 1991; 41: 309- 339.

Vermeir S, Nicolai B M, Jans K, Maes G & Lammertyn J (2007) J Agric Food Chem 55, 3240-3248

Wayner D D M, Burton G W, Ingold K U & Locke S (1985) FEBS Lett 187, 33-37

Wong W R, Stephens J W, Acharya J, Hurel H J, Humphries S E & Talmud P J (2004) J Lipid Res 45, 1565-1571

Gabinete regional da Organização Mundial de Saúde para o Pacífico Ocidental. Diretrizes de investigação para avaliar a segurança e a eficácia dos medicamentos à base de plantas. Manila, Gabinete Regional da Organização Mundial de Saúde para o Pacífico Ocidental, 1993.

Yik Ling Chew, Elaine Wan Ling Chan, Pei Ling Tan, Yau Yan Lim, Johnson Stanslas, Joo Kheng Goh. Avaliação do conteúdo fitoquímico, composição polifenólica, actividades antioxidantes e antibacterianas de plantas medicinais Leguminosae na Malásia Peninsular. BMC Complement Altern Med. 2011; 11: 12.

Zeman W. A ceroidlipofuscinose neuronal - Síndrome de Batten-Vogts, um modelo para o envelhecimento humano? Adv. Gerontal. Res. 1971; 3:147-170.

Zafar R, Mujeeb M. Retinoid and rutin in callus culture of Tephrosia

purpurea pers. Indian. J Pharm Sci 3 (Suppl. 2): 5861, 2002.
S.A. Dahanukar, R.A. Kukkarni, N.N. Rege, Indian Journal of
Pharmacology 2000; 32: S81-S118.

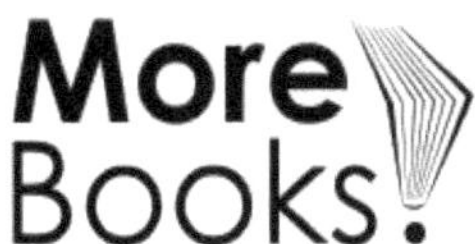

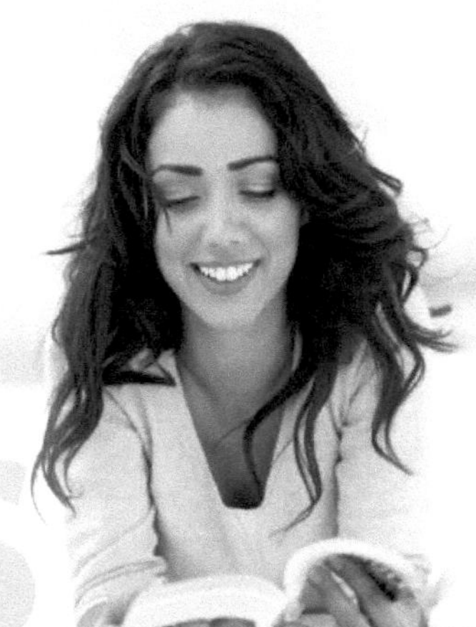

I want morebooks!

Buy your books fast and straightforward online - at one of world's fastest growing online book stores! Environmentally sound due to Print-on-Demand technologies.

Buy your books online at
www.morebooks.shop

Compre os seus livros mais rápido e diretamente na internet, em uma das livrarias on-line com o maior crescimento no mundo! Produção que protege o meio ambiente através das tecnologias de impressão sob demanda.

Compre os seus livros on-line em
www.morebooks.shop

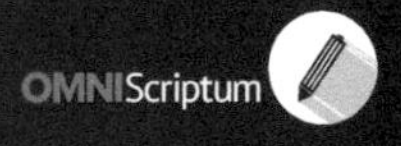

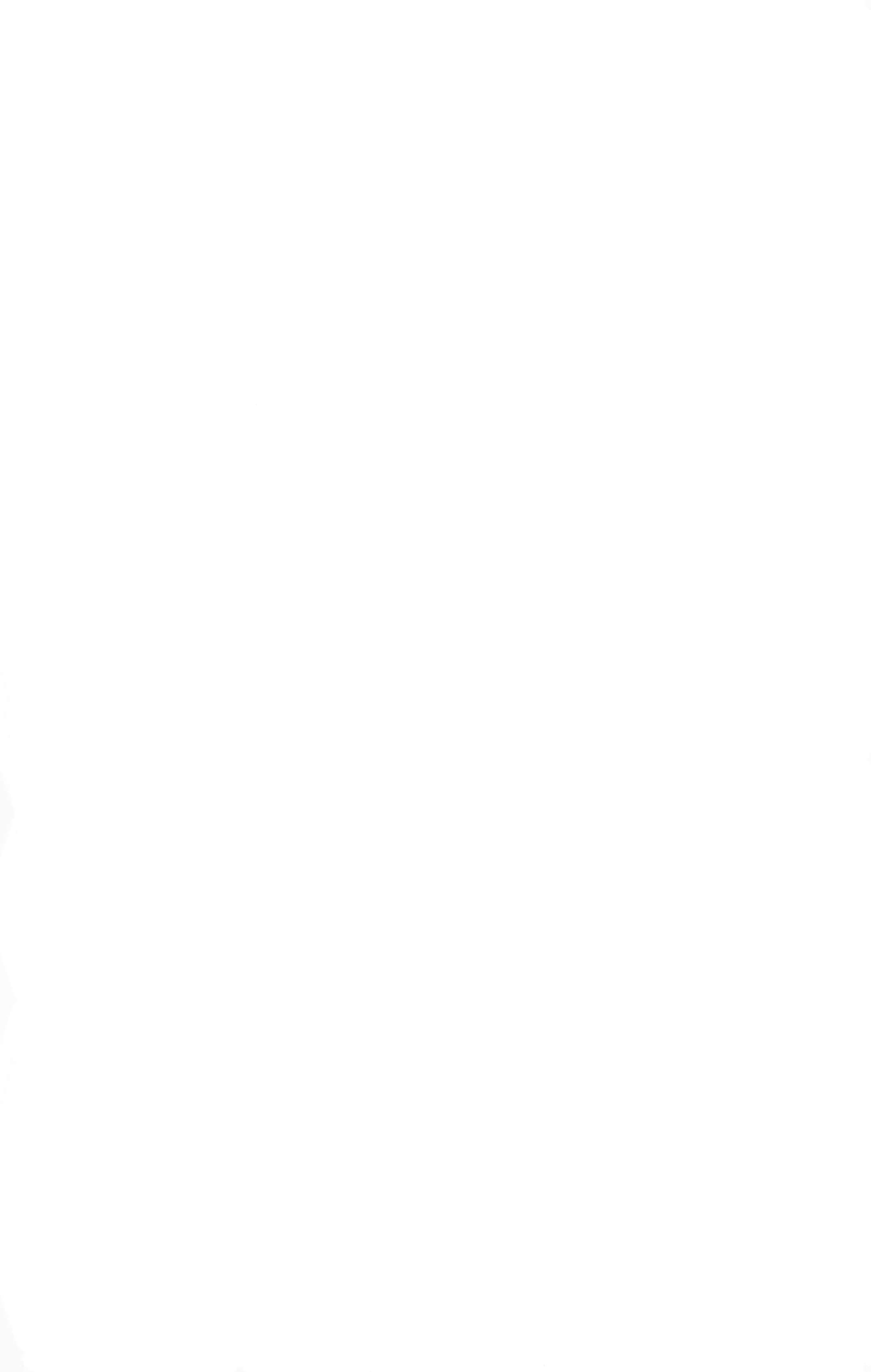

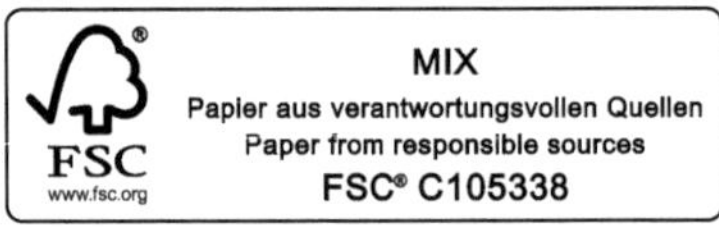

Printed by Books on Demand GmbH, Norderstedt / Germany